主　编　吕晓东　庞立健

副主编　王琳琳　吕　凌
　　　　刘　创　朱凌云

编　委（按姓氏笔画为序）
　　　　王琳琳　吕　凌
　　　　吕晓东　朱凌云
　　　　刘　创　刘　淼
　　　　刘妍彤　刘勇明
　　　　刘耸峰　李　忱
　　　　杨　丽　庞立健
　　　　郑炜东　赵　强
　　　　赵仲雪　袁　佺
　　　　徐伊晗　徐洪洁
　　　　焦　蕊　滑　振
　　　　臧凝子

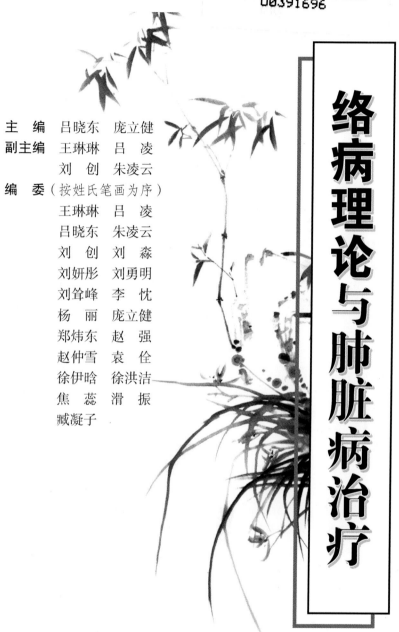

络病理论与肺脏病治疗

人民卫生出版社

图书在版编目（CIP）数据

络病理论与肺脏病治疗/吕晓东,庞立健主编.—北京:人民卫生出版社,2018

ISBN 978-7-117-26094-7

Ⅰ.①络… Ⅱ.①吕…②庞… Ⅲ.①经络学-研究②肺病（中医）-中医疗法 Ⅳ.①R224.1②R256.1

中国版本图书馆 CIP 数据核字（2018）第 027685 号

| 人卫智网 | www.ipmph.com | 医学教育、学术、考试、健康，购书智慧智能综合服务平台 |
| 人卫官网 | www.pmph.com | 人卫官方资讯发布平台 |

络病理论与肺脏病治疗

主　　编：吕晓东　庞立健
出版发行：人民卫生出版社（中继线 010-59780011）
地　　址：北京市朝阳区潘家园南里 19 号
邮　　编：100021
E - mail：pmph @ pmph.com
购书热线：010-59787592　010-59787584　010-65264830
印　　刷：北京汇林印务有限公司
经　　销：新华书店
开　　本：710×1000　1/16　印张：12　插页：2
字　　数：222 千字
版　　次：2018 年 3 月第 1 版　2018 年 3 月第 1 版第 1 次印刷
标准书号：ISBN 978-7-117-26094-7/R · 26095
定　　价：53.00 元

打击盗版举报电话：010-59787491　E-mail：WQ @ pmph.com
（凡属印装质量问题请与本社市场营销中心联系退换）

主编简介

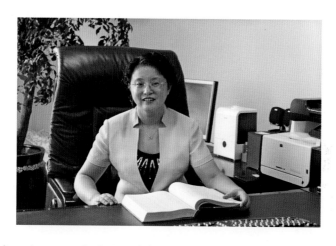

　　吕晓东，女，1966年出生，主任医师，博士生导师，二级教授，享受国务院政府特殊津贴，辽宁省政协委员，国家卫生计生突出贡献中青年专家，辽宁省名中医，辽宁省百千万人才"百人层次"，第六届沈阳市优秀专家。历任辽宁省中医院院长、辽宁中医药大学副校长，现任辽宁中医药大学党委副书记。兼任国家中医药管理局重点学科肺病和络病学科学术带头人、世界中医药学会联合会肺病康复委员会副会长、中华中医药学会络病专业委员会副主任委员、辽宁中医药学会络病委员会主任委员、辽宁中医药学会副会长、国家自然基金和国家科技奖励评审专家、中华中医药学会科技奖励评审专家、全国博士后基金评审委员会专家。担任《世界科学技术—中药现代化》《世界中医药》《中国中医基础医学杂志》《中华中医药杂志》等杂志编委。

　　吕晓东教授从事中西医结合临床与科研等工作二十余载，以中医药防治心肺疾病为研究方向，主持国家自然科学基金项目1项，科技部中医药行业专项、重大课题新药开发各1项，省部级课题10项，专利4项，发表学术论文60余篇，主编著作10部，主编"十三五"教育部研究生规划教材1部，获省科技进步二等奖1项、三等奖4项，市级二等奖1项、三等奖3项，省医学会三等奖1项、中华中医药学会三等奖1项，省教学成果一等奖1项，省市自然科学学术成果奖8项。曾荣获辽宁省巾帼建功标兵、省三八红旗手、省五一劳动奖章、市劳模、沈阳十大杰出青年创新人才、市五四奖章和市红旗手等荣誉称号。

主编简介

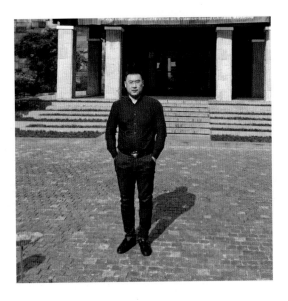

　　庞立健，男，1982 年出生，博士，副主任医师，硕士生导师，辽宁省百千万人才千人层次，第六批全国老中医药专家学术继承人。世界中医药联合会呼吸病委员会常务理事兼副秘书长，中华中医药学会肺病分会委员，中华中医药学会内科分会委员、世界中医药学会联合会临床科研统计学委员会理事、辽宁中医药学会络病专业委员会常委、呼吸分会委员。研究方向：中医"以络论治"肺系疾病基础和临床研究。主持国家自然科学基金青年基金 1 项、辽宁省教育厅课题 1 项、沈阳市科技局课题 1 项，参与国家自然科学基金面上项目 1 项、省级课题 7 项，主持院级"育苗工程""青苗工程"各 1 项，在国家核心期刊发表学术论文 14 篇（第一作者），参编著作 3 部（其中 1 部任副主编，2 部任编委），并获得辽宁省科技进步奖三等奖 1 项、沈阳市科技进步奖 1 项、辽宁省医学会科技进步奖 1 项、辽宁省自然科学二等奖 3 项、辽宁省自然科学三等奖 1 项、省部级成果奖 2 项、沈阳市成果奖 1 项、沈阳市自然科学奖 2 项，获得全国中医药博士生优秀论文二等奖 2 项、首届全国中医药"仁心雕龙"十大论文奖等多项荣誉称号。

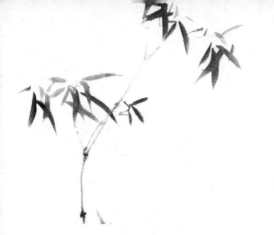

序

　　中医药作为我国独具特色的医学科学，为中华民族的繁衍昌盛做出了重要贡献，至今仍在为维护民众健康发挥着重要作用。现代中医亦面临着几千年来从未遇到的诸多新问题，如人类疾病谱的改变、老年病的增多、代谢病的普遍等等。面对这些随时代应运而生的新问题，中医必须积极探索，努力寻求解决问题的新方法。

　　我从事络病研究二十余年，已然认识到古今临床的巨大变异，也曾为此而困惑，但通过读经典、做临床，历经实践—理论—再实践，长期反复锤炼，终于有所突破，亦有所领悟。继承以利创新，源于实践，古方以治今病，重在变通。现代临床凸显的种种特征要求我们既要溯本求源、阐幽探赜，又要圆机活法、通古达变。中医络病理论为心血管疾病、脑血管疾病、呼吸系统疾病、风湿类疾病、恶性肿瘤等的治疗带来全新视觉，正是基于以上种种，余将二十余年临证心得汇之于书，旨在为现代临床疾病提供诊疗思路，不求显赫于临床，但求抛砖引玉，对临床有所裨益。

　　伴随着现代科学的发展，中医络病学说历经数十载，在一大批优秀专家学者的努力推动下，硕果累累，络病学科建设、科学创新逐渐创立，建立了定性与定量、宏观与微观相结合的"络病证治"体系，实现了产—学—研的有机结合。基于临床、创新理论、践行临床、创新药物的"理论—临床—新药"的中医药学科模式赋予了中医络病学科发展新的生命力，也将推动中医络病学科后续的全面发展。

　　此次编写的三本图书《络病理论与肺脏病治疗》《络病理论与心脏病治疗》《络病理论与痹证治疗》，从数千年中医理论积淀入手，对络脉概念、生理特点、临床表现、辨证要点、治则治法、药物分类等均进行深入细致的阐释，更以大量的临床验案作为实证，行证相印，不作虚言。本书在编写过程中难免有不足之处，甚或错漏之处，敬请各位专家、学者在阅读中发现问题及时提出，以便我们及时修改，不断提高质量，谨致衷心感谢！

吕晓东

2017 年 5 月 26 日

序

　　纵观历史，横谈每朝，上古圣贤创《黄帝内经》为络病理论奠定基石，于文字间流露无遗，然众生难化，故仲景撰用先贤经论，法于《伤寒杂病论》承载络病证治基础，仲景而后，知医者愈寡，流派纷争，去古愈远。至明清叶天士、喻昌等诸多医家空明洞见，振聋发聩，将络脉学说推上历史舞台，至幸至幸。

　　我矢志于络病理论与肺脏病研究已十余年，临诊辨证，反复推详，终有顿悟，正如学习一样，医非博不能通，非通不能精，非精不能专，必精而专，始能由博而约。肺络之属，以其特有的构效特点、证治体系运用于临床、服务于临床。吾等心怀热爱中医之心，心系苍生之念，为发扬推广络病学说，乃倡议撰写《络病理论与肺脏病治疗》，以推进肺络病内外治法的成果转化和推广应用。

　　吾等学习中医，需透视人生，参悟阴阳，自出机杼，以望闻问切探求中医奥妙，以司外揣内寻思中医哲理，此乃学医业者，心要明天地阴阳五行之理，始晓天时之和不和，民之生病之情由也。中医药立法亦为中医药事业的大力发展提供了契机，发展中医药事业应当遵循中医药发展规律，肺络之学亦当如此，坚持继承和创新相结合，促进肺络理论和实践的发展。

　　学者非读万卷书，未可轻言医。凡读古人书，应先胸有识见，引伸触类，融会贯通，当悟乎书之外，勿泥乎书之中，方为善读书人。当今时代是一个充满挑战和机遇的时代，现代医学检测手段的进步、现代药理学研究成果的创新为中医药多途径作用提供了更大的发挥空间，让我们共同努力，为中医药事业贡献一份力量。本书在编写过程中难免有不足之处，甚或错漏之处，敬请同仁批评指正。谨此致以衷心感谢！

庞立健

2017 年 5 月 26 日

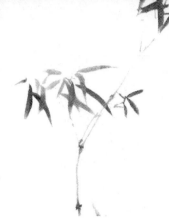

目 录

ᐊᐊ⬦⬦⬦ **下　篇** ⬦⬦⬦ᐅᐅ

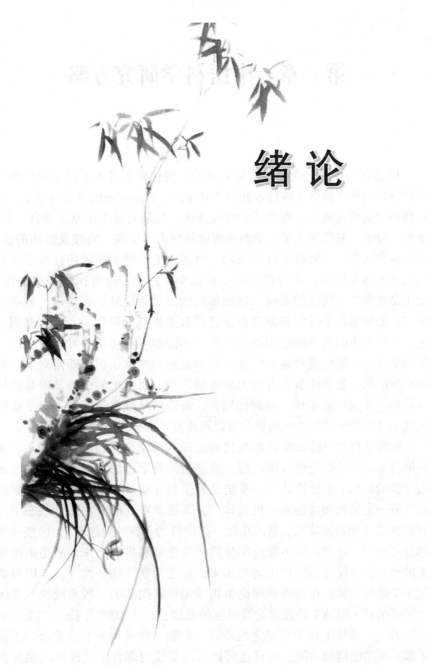

绪　论

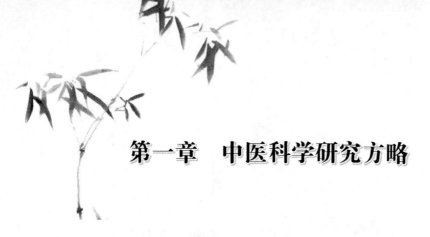

第一章 中医科学研究方略

15世纪后半叶，欧洲文艺复兴伊始，现代医学进入了以还原分析为哲学指导的近代实验医学阶段，此后400年间，在还原论的哲学指导下，借助自然科学的研究成果，现代医学将人体这一复杂的系统还原为器官、组织、细胞、分子、基因等水平，全面系统地研究人体生理、病理及疾病的诊断、治疗及预防等，并取得了巨大成功，也迅速地超越了中医药在世界医药领域的千年领先地位，成为世界的主流医学。然而，随着医学研究的深入，把生命作为一个线性的系统，以简单的因果关系推断生命活动、推导生理病理、推导治疗手段的还原论方法已经日益见其局限性[1]：人体基因、细胞、组织等不同水平的结构功能特性并不能解释整体生命状态，还原分析的结果往往不能构成对复杂疾病多环节发病的整体认识；即便对于某些复杂疾病的某一发病环节有着较为清晰的认识，研制出的西药又因其作用靶点的单一造成疗效不佳、毒副作用大、服药依从性差等问题；对于病因病机尚未认识清晰的复杂疾病更是难以形成有效的干预措施等等。

医药的良性可持续发展和与之相适应的科学研究理念息息相关，正当还原分析的医学研究走入困境时，系统论的哲学思想为医学科学的发展带来了新的启示。系统论认为，系统是若干相互联系和相互作用的要素组成的具有一定结构和功能的有机整体[2]，系统具有其部分在孤立状态中所没有的新质（如新的特性、新的功能、新的行为、新的规律等），即整体大于部分之和[3]，这种新质不能由部分简单线性加和推导出来，而是由组成元素的动态的非线性相互作用涌现出来，称之为整体涌现性[4]。美国科学院院士莱诺伊·胡德在奥地利理论生物学家贝塔朗菲的一般系统论、美国科学家诺伯特·维纳生物控制论等研究的基础上，于1999年提出"系统生物学"理论。系统生物学是建立在器官、细胞、分子水平上的整合，不仅要了解系统的结构和功能，而且还要揭示出系统内部各组成成分的相互作用和运行规律[5]。自此，系统生物学越来越受到中外科学家的关注和重视，并成为"21世纪医学和生物学的核心驱动力"。

以元气论为哲学基础的中医药学，逐渐形成了以整体观念和辨证论治为特色的诊疗体系，在思维方法上与系统生物学有异曲同工之妙。王永炎院士指出，真正的系统分析需要还原方法提供的信息积累以及对于初始条件计算参数的有益提示；系统论的研究策略，则在传统的以"解构""简约"为特点的还原论研究中注入了真正的科学内涵[6]。可见，中医的整体观念和辨证论治可以启示西医研究思维和方法的创新，并有助于发现人体新奥秘。但中医的整体观念和辨证论治并不能等同于系统生物学在微观实验基础上整合的整体思想和系统思维，其本身的主观性、模糊性也极大地限制了其标准化诊疗体系的建立和推广，影响着中医现代化、国际化发展的进程。所以，善于还原分析的西医自下而上研究，迫切需要系统论的指导；长于系统论的中医自上而下探索，亟需还原分析的支持。中西医学的进一步发展均对系统论和还原论的统一提出内在诉求，而二者的统一也为中西医结合防治复杂性疾病提供新的思路。

20世纪末，美国国立卫生研究院（NIH）每年的研究经费高达200多亿美元，美国市民于是追问，发明了那么多的新技术，积累了那么多的新知识，发表了那么多的高水平论文，为什么人们的健康状况并没有得到显著改善[7]。美国由此提出了转化医学概念。其最大的特点是聚焦于具体疾病，即以人的健康为本，以重大疾病为研究出发点，以促进科学发现转化为医疗实践为目标[8]，希望以此提高医药科研成果转化效率，满足人们日益增长的养生防病需要。所以，无论中医、西医或是中西医结合，在防治复杂性疾病的科研中，一定要注意成果转化，即产研要结合。转化医学的兴起，无疑助推了医药科研"产研结合"的医学大势。医药科研的目的是探索未知生命奥理，更好地诊疗疾病，提供养生保健的原则和方法，所以将科研成果转化为临床应用具有相当的必要性。诸如药学研究明确药物作用机制却无好药新药产出，生物医学研究清楚某些疾病的基因表达、蛋白表达却无法形成创新性的治疗手段的医药科研都是不完整的，只有将科研同生产、同科研成果转化统一起来，才能保证科研的生命力和价值，这也必将是未来医药科研的发展方向。

总之，"中西合流，产研结合"是医药及其科研的大势所趋，中医药更应在此螺旋上升期趁势振兴，争取医药学优势的东方转移！

参 考 文 献

［1］王永炎. 中医药研究中系统论与还原论的关联关系［J］. 世界科学技术—中医药现代化，2007，9（1）：70-73，79.

［2］夏征农. 辞海［M］. 上海：上海辞书出版社，1999：578，3249.

［3］杜武勋，朱明丹，姜民，等. 生物系统论指导下的中医证候实质研究及其问题［J］.

中国中西医结合杂志，2011，31（3）：419-423.

[4] 赵光武. 科研方法论转换与中医复兴——超越还原论，发展整体论，实现两者辩证统一 [J]. 北京行政学院学报，2008，3：94-99.

[5] 陈朋，李红玉. 传统中国医药与现代系统生物学研究理论的殊途同归 [J]. 现代生物医学进展，2012，12（23）：4592-4596.

[6] 方皓. 中医、中药学的科研方法——中国工程院院士王永炎访谈录 [J]. 中国医疗前沿，2007，（3）：72-76.

[7] Maxmen A. Translational research：The American way [J]. Nature，2011，478（7368）：16-18.

[8] 詹启敏，赵仲堂. 医学科学研究导论 [M]. 北京：人民卫生出版社，2010：134.

第二章 络病理论、脉络学说及肺络病证治

　　尽管基于系统论指导下还原分析的中西医结合方法在认识人体生理病理及防治复杂性疾病方面体现出理论可行性，尽管医药科研人员及患者对医药科学研究提出产研结合的内在诉求，"中西合流，产研结合"的具体实行依然存在着巨大的困难，中西医在突破自身局限，向更高级医药形态发展的道路上步履维艰。吴以岭院士立足中医特色和优势，古今为用，衷中参西，在系统整理、继承、创新中医络病学说和脉络学说的过程中，顺应医学发展大势，取得了理论与临床、科研与生产的巨大成功，为"中西合流，产研结合"做了较为精彩的注脚，同时，极大地凸显、发展了络病学说，系统地建立了脉络学说，为临床防治复杂性疾病带来新的思路和方法。

　　《黄帝内经》首载了络脉的概念、循行分布、生理功能、病机特点等；张仲景则承经旨，示例了络病的理法方药，所创旋覆花汤被誉治络之祖方。然《内经》微言大义，言辞隐约，多处混淆"经络""经脉""络脉"等概念，后世学者多所承袭，为络病研究带来不便，加之《伤寒杂病论》为外感内伤诸病立法，不独言络，终致形成中医发展史重经轻络现象，诚如叶天士所言："遍阅医药，未尝说及络病"。迨至清代，喻嘉言、王清任、叶天士、吴鞠通等人继承和发展了络病理论，叶天士更是奇悟别开，力倡"久病入络""久痛入络"说，认为"经主气，络主血""初为气结在经，久则血伤入络"，在络病治疗上，强调"络以辛为泄""大凡络虚，通补最宜"，并倡虫类药的应用，认为可"搜剔络中混处之邪"等，络病理论体系至此初步形成。及至当代，吴以岭院士提出了络病理论研究的"三维立体网络系统"，将散于典籍的络病证治相关内容予以总结，并结合现代医学知识，成功开创了络病学说，建立了络病证治体系，指出络脉的结构特点：支横别出，逐层细分；络体细窄，网状分布；络分阴阳，循行表里。络脉的生理功能：气络运行经气，血络运行血液。络病的病因：外邪袭络，内伤七情，痰瘀阻络，病久入络，饮食起居，跌仆、金刃伤络。络病的病机特点：易滞易瘀，易入难出，易积成形。络病的病机：络气郁滞（虚滞）、络脉瘀阻、络脉绌急、络脉瘀塞、络息成积、热毒滞络、络脉损伤、络虚

不荣。亦全面介绍了络脉病变的临床表现，辨证规律、方法，治疗方药及常见疾病等。在络病学说的基础上，吴以岭院士又进一步深入研究，提出脉络学说概念，即：脉络学说是研究"脉络-血管系统病"发生发展规律、基本病理变化、临床证候特征、辨证治疗用药的学说。脉络学说是络病学说体系的有机组成部分，络病学说主要研究符合络病特点的多种内伤疑难杂病和外感重症的辨证治疗规律，而脉络学说则以"脉络-血管系统病"为主要研究领域，包括心脑血管病、心律失常、慢性心力衰竭、周围血管病、糖尿病血管并发症等。脉络学说指出，脉络的形态学特点是中空有腔、与心肺相连、动静脉有别、逐层细分、网状分布；生理学特点"藏精气而不泻"，保持血液量和质的相对恒定，运动状态为伴随心脏搏动而发生舒缩运动；功能特点为运行血液至全身发挥渗灌、濡养代谢、津血互换作用。在"营卫承制调平"这一脉络学说的核心理论的指导下，指出"脉络-血管系统病"的主要病因为：气候变化异常、社会心理应激、环境污染影响、生活起居异常、代谢产物蓄积等，其病机特点为"血脉相传，壅塞不通"，基本病理变化和证候类型为：络气郁滞（虚滞）、脉络瘀阻、脉络绌急、脉络瘀塞、络息成积、热毒滞络、脉络损伤、络虚不荣八种，并确立了"络以通为用"的治疗总则，创新了常见血管系统病变的理法方药。另外，在络病学说和脉络学说的指导下，经临床及实验研究，发现通络药物能够调和营卫，通过影响神经-内分泌-免疫（NEI）调节系统，改善血管外膜、内皮病理改变及相关信号通路，从而修复血管病变和调节全身稳态。基于络病理论所研制的通心络胶囊、参松养心胶囊、芪苈强心胶囊、莲花清瘟胶囊、养正消积胶囊、强肌力片等已全面上市，在治疗冠心病、心律失常、慢性充血性心力衰竭、流行性感冒、恶性肿瘤、重症肌无力等方面显示较好的疗效。由此可见，络病学说不仅具有重要的学术价值和临床实践指导作用，其整个学说研究的过程更是符合"中西合流，产研结合"的中医药科研发展道路，为中医药的继承创新做了较好的示范。

　络脉内连脏腑，外络肢节，全身几无不到，前文已言，络脉分为气络、血络，血络（脉络）运行血液，而心主血脉，故络病理论无疑可指导脉络-心血管系统，尤其是心络疾病的诊疗，吴以岭院士对此已做了全面阐释（详见吴以岭《脉络论》）；气络（经络）则通行经气，而肺主气，又朝百脉，助心行血，故肺络证治虽然本就是络病理论的重要组成部分，但因其重要地位，实应予以专门研究。从现代医学的角度而言，循环系统包括体循环和肺循环，《脉络论》以体循环为主要研究对象，今撰《络病理论与肺脏病治疗》一书，主要发微肺循环的络病内涵。另外，以络论治肺系疾病如慢性支气管炎、慢性阻塞性肺疾病、支气管哮喘、特发性肺纤维化、慢性肺源性心脏病等的临床及实验研究已颇具声势，但系统研讨肺络病证治的相关文献和著作却是凤毛麟角。鉴于以上诸般，特撰此书，以络病理论及脉络学说的研究为基础和启示，结合肺脏本身的生理特性、生理功能、肺病辨证论治规律以及现代医学的相关研究，梳理肺络的生理结构和生理功能，总结肺络病的病种、病因、病机、传变、治法、方药等应用特点，初步构建肺络病证治的理论体系。在此基础上，提出肺络相关数据库建立以及采用数据挖掘技术对数据库进行分析、整理、总结的思路，并联合问卷调查、构成比等方法，进行肺络病证治的前瞻性研究探索，明确肺络病证候要素、证候特征、证候演变规律的研究思路。同时，推进肺络病内外治法的成果转化和推广应用。

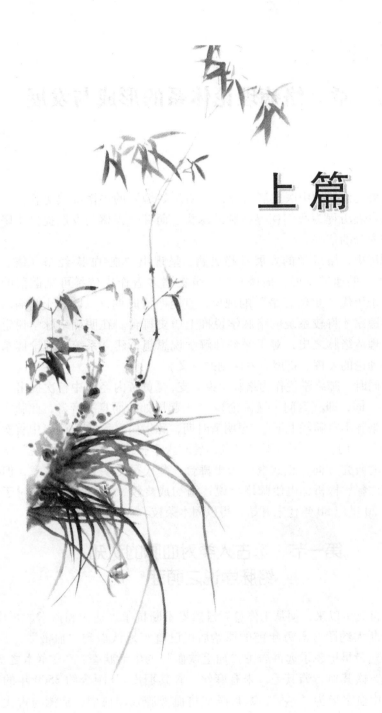

上 篇

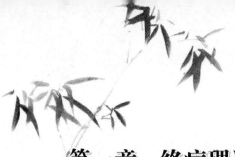

第一章　络病理论体系的形成与发展

　　探索源远流长的中医发展历史，翻阅浩如烟海的中医经典著作，数千年的中医发展历程为我们探寻络脉的源头、萌芽、兴盛与发展提供了坚实的基础与充分的依据。

　　纵观历史，络脉学的发展日趋成熟，呈现出"血-血脉-经络（络、脉络）-络病"的递进发展；横谈每朝，虽在诸多著作中依稀可见散落的记载，但由于历代"重经轻络"的现象，直至明清时期，以叶天士、喻昌为首的诸多医家才将较系统的络脉学说推上历史舞台。在明确络脉学说定义的同时，理清络脉之史，对于深刻理解学说思想，建立系统的理论体系以及对这一理论的发挥、扩展有着深刻的意义。

　　与此同时，肺络学说作为络脉学说分支，《黄帝内经》中首次提出"肺之络脉"一词，即《素问·逆调论》："夫起居如故而息有音者，此肺之络脉逆也，络脉不得随经上下"。至明清时期，薛生白《湿热病篇》中首次提出"肺络"一词："甚至喘不得眠者，暑邪入于肺络"，并使"肺络"学说作为单独的研究方向，正式登上历史舞台，薛氏虽未明言肺络之意，但通过诸医家注释、探析，也使肺络学说逐渐初成规模，崭露头角，并付于临床，并在20世纪80年代末开始，得以固本荣枝，方兴未艾。

第一节　远古人类对血脉的认知：
络脉学说之萌芽

　　人类自诞生以来，便从未停息对自然界不断抗争、适应和探索的步伐，据史料推断大约距今五万年前的原始居民已直观地认识到"血液"。《礼记·礼运》最早记载了远古居民"茹毛饮血"的生活状态："食草木之实，鸟兽之肉，饮其血，茹其毛，未有麻丝，衣其羽皮。"距今约3500年的殷商甲骨文中血字形为"𝍣"，其形酷似将血液滴入器皿中，猜测与古代人的祭祀活动有关。而后，这种关于"以血盟誓"的社交方式亦见诸多记载，第一本编年体史书《左传》中便记有孟任"割臂盟公"以示忠心。

"脉"字，初文作"永"，甲骨文写作"𠂤"，酷似一人及循于之上的三条经脉，而后脉字演化均基于此意。其本字最早见于《国语》一书，书中道有"日月底于天庙，土乃脉发"。马家山汉墓中出土的《六痛》中曰"血者濡也，脉者渎也"，意为血能濡养四肢百骸；脉为流动血液的通道，其与同期出土的《足臂十一脉灸经》《阴阳十一脉灸经》《阴阳脉死候》《脉法》《病候》五书合称为脉书，书中首次阐述体脉的生理、病理状态、循行分布及其诊断和治疗方法，为后世脉学发展之滥觞。

第二节　《黄帝内经》：络脉学说基础理论之基石

时光流淌，时至秦汉时期，作为四大文明古国的中国，已然在自然、社会科学方面有了极大的发展，并涌现出医和、医缓、扁鹊、仓公淳于意等一大批名医，随着人类解剖知识与中医临床技能方面的积累，络脉学说也汲取了充足的养分得以萌发，诞生了第一部有关络脉病变的医案集——《诊籍》，另外《黄帝内经》作为我国现存最早的医学文献，中医学理论体系之源头，对于络脉学说的发展起到举足轻重的作用。《内经》首次创立经络系统，明确"络"的概念及属性分类，并提出关于"络"的诸多概念；确定了"经络"流注、循行规律；阐述其生理功能、病因、病机发展特点；并辅以诊断和治疗方法，为后世络病学说的发展奠定了坚实的理论基础。

一、首次明确"络"的概念及属性分类

"络"字反复出现于《内经》中共计 331 次，其中《素问》169 次，《灵枢》162 次，其中包含有诸多以"络脉"为核心的概念。书中首次明确"络"的概念，即《灵枢·脉度》："经脉为里，支而横者为络，络之别者为孙络。"可见络脉犹如网络，内达五脏六腑，外通四肢百骸，肌腠溪谷，纵横交错，沟通内外，络脉虽为经脉的分支，但其循行与功能与之仍有区别。同时首次用阴阳属性对络脉进行分类，《灵枢·百病始生》云："阳络伤则血外溢，血外溢则衄血；阴络伤则血内溢，血内溢则后血。"《素问·经络论》载有"阴络之色应其经，阳络之色变无常，随四时而行也。"其中阳络指在表在上的络脉，如"浮络"；阴络指在里在下的络脉，即脏腑隶属之脉。除此之外，《内经》还提出诸多相关概念，如浮络、血络、盛络、结络、肺络、心络、肝络、脾络等，为后世络脉学分支的延展指明了方向。另外张景岳览《灵》《素》之珠玑后，在《类经》中提出著名的"血脉在中，气络在外"的思想，从而开启了以气血划分络脉属性之先河。

二、确定络脉循行规律

《灵枢·经脉》中说："经脉十二者，伏行分肉之间，深而不见；其常见者，足太阴过于外踝之上，无所隐故也。诸脉之浮而常见者，皆络脉也。""诸络脉皆不能经大节之间，必行绝道而出入，复合于皮中，其会皆见外。"可见经脉大多行经于脏腑较深部位，为里；络脉大多行于浅表部位，沟通内外，能达经脉所不至。按照支络—别络—孙络—浮络顺序，由大到小，由粗到细，由局限到广泛，层层分布，遍达全身，呈网状扩散，布散气血。

三、阐述络脉生理功能

《内经》通过一系列黄帝与岐伯对话，阐述诸多有关络脉生理功能，大致包括以下几方面：津血互渗，渗灌气血，沟通表里经络，通融营卫气血，助经环流。

1. 津血互渗　津血同源，二者在布运过程中不断互渗互化，润泽周身，即津液可入于络而充血脉，血液亦可出于络而荣肌腠。《灵枢·邪气脏腑病形》曰："十二经脉，三百六十五络，其血气皆上于面而走空窍……其气之津液皆上熏于面"；《灵枢·痈疽》云："中焦出气如露，上注溪谷，而渗孙脉，津液和调，变化而赤为血"；《灵枢·血络论》道："新饮而液渗于络，而未合和于血也，故血出而汁别焉"。意为中焦营气如同雾露布撒大地般流注于人体的肌肉缝隙，并渗入孙脉，加上津液调和，奉心而化赤；刚饮水时水液渗于络脉，尚未与血调和，因而血出时有水液夹杂。可见，络脉为水谷精微化生血液的重要场所。

2. 灌注气血　《灵枢·痈疽》云："血和则孙脉先满溢，乃注于络脉，皆盈，乃注于经脉。"《灵枢·脉度》云："阳脉荣其脏，阴脉荣其腑。"《灵枢·本脏》曰："经脉者，所以行血气而营阴阳，濡筋骨，利关节者也。"《灵枢·小针解》言道："节之交三百六十五会者，络脉之渗灌诸节者也。"都明确指出络脉灌注气血的生理功能，气血充盈则灌注于络脉，络脉作为桥梁与枢纽环节，将气血运至周身，内达脏腑，外至肌肤、关节、筋骨，使脏腑得养，肌肤有荣，关节润资，筋骨强健。正所谓"血气之输，输于诸络"。

3. 沟通表里经络　络脉之枢纽作用不仅体现在沟通气血，还表现在联络表里经络。《灵枢·经脉》曰"手太阴之别，名曰列缺，起于腕上分间，并太阴之经……别走阳明也""手少阳之别，名曰通里，去腕一寸，别而上行……别走太阳也。"可见络脉分支极其广泛，补充了经脉循行之不足，加强表里经脉的沟通。

4. 通融营卫气血　中医基础理论认为营气乃脾胃运化的水谷精微中精粹部分，行于脉中，具营养作用；卫气乃慓悍滑利的部分，不受脉道约束，行于脉外，具保卫作用。但营卫之气并非毫无关系，《灵枢·营卫生会》有"营周不休，五十而复大会，阴阳相贯，如环无端"的说法，营卫之气不断通过络脉，相互贯通，融汇，互根互用，平调阴阳，濡养机体。《素问·气穴论》中说："孙络三百六十五穴会，亦以应一岁，以溢奇邪，以通营卫。"《灵枢·经脉》曰："饮酒者，卫气先行皮肤，先充络脉，络脉先盛，故卫气已平，营气乃满，而经脉大盛。"总而言之，营气虽行脉中，但经脉充盛时亦可入于络；卫气虽行脉外，但慓疾走窜也可入络中，络脉作为中间环节通融营卫气血，助其营养、卫外之功效。

5. 助经环流　除上述功能外，在病理条件下，络脉还能够助经行血，代偿原有功能，充分体现人体自我修复功能。《灵枢·动输》云："黄帝曰：营卫之行也，上下相贯，如环之无端，今有其卒然遇邪风，及逢大寒，手足懈惰，其脉阴阳之道，相输之会，行相失也，气何由还？岐伯曰：夫四末阴阳之会者，此气之大络也；四街者，气之径路也。故络绝则径通，四末解则气从合，相输如环。"黄帝问：当突然遇到邪气侵袭，或遭遇严寒，而导致邪滞于四末，而四末乃阴阳会和之处，营卫循行的必经之路，为何营卫还能循环往复运行呢？岐伯用简短的表达告诉我们，其实阴阳经脉相互沟通有 2 种通路，即阴阳表里经脉直接互通（会于四街），或通过络脉相联系，当邪在络脉时，阴阳经脉仍然可以通过四街来维持通畅，保持经气相输如环；反之，当邪气由络传经，四街壅塞时，则络脉也可以代经环流营卫。

四、指明络脉病因病机特点

1. 络病病因分类　《内经》认为络脉病因不外乎以下几点：

（1）外感邪气：《灵枢·九针论》道："四时八风之客于经络之中，为瘤病者也。"《灵枢·百病始生》："是故虚邪之中人也，始于皮肤……留而不去，则传舍于络脉。"可见四时外淫均可通过皮肤、腠理，内传客于络脉。

（2）七情内伤：《素问·血气形志》云："行数惊恐，经络不通。"即惊吓、恐惧等多种情志因素也可致络脉不畅。

（3）饮食、劳逸失度：《灵枢·百病始生》曰："卒然多食饮……用力过度，则络脉伤。"平日饮食不洁，起居无常，房劳过度等均可致络脉瘀滞或空虚。

2. 络病主要病理因素及病机变化　《内经》中络病的病机变化大致分为虚、实两种。"络者，以通为用"，多种病理因素客于络脉，均可导致络脉阻滞不通、络脉损伤（实），甚或络脉空虚不荣（虚），进而产生诸多病理变化及机体不适。主要病理因素有邪闭络结、气机阻滞、血脉瘀阻、津液停聚、络脉损伤，最终导致痛证、积聚、痹证、水肿、厥证、不仁的诸多证候。同时《素问·调经论》提出："风雨之伤人也，先客于皮肤，传入于孙脉，孙脉满则传入于络脉，络脉满则输于大经脉。"寥寥数字，却为后世"久病入络"的思想奠定了理论基础。

五、记录诊断、治疗方法

《黄帝内经》后世谓之"医家之宗"，为我们奠定了临床诊断疾病的基础，即望、闻、问、切，四诊合参，提出视诊、扪诊的络脉诊法，并提出一系列络病的治疗原则及刺络放血、灸络、缪刺等方法。

1. 络病诊断方法　望诊，作为四诊之首，对于络病诊断意义颇大，《灵枢·经脉》道："经脉者常不可见也，其虚实也以气口知之，脉之常见者皆络脉也。""凡诊络脉，脉色青则寒且痛，赤则有热。"《素问·痿论》："心热者色赤而络脉溢。"正是由于络脉位于浅表部位这样的特点，也决定了它显而易察，通过望络脉的颜色可诊断疾病。另外，脉诊作为中医特色诊断方法，在络病诊断方面也别具一格，《素问·三部九候论》提出"其脉代而钩者，病在络脉"，开诊脉断络病之先河。

2. 络病治疗原则　《内经》针对络病提出许多具有指导意义的治疗原则与方法。

（1）血病调络，络病活血：《素问·调经论》云："病在脉，调之血；病在血，调之络。"认为血分疾病当从络脉方面着手治疗。《灵枢·阴阳二十五人》有："其结络者，脉结血不行，决之乃行。"决，乃开泄也，络病最常见的病机为血瘀，故当逐瘀通络，都深刻反映血与络之间的密切联系，临床治疗上应相互为用。

（2）泻实补虚：《灵枢·脉度》道："络之别者为孙，盛而血者疾诛之，盛者泻之，虚者饮药以补之。"这种"虚则补之，实则泻之"的"正治"思维不仅在络病治疗方面，对中医其他病证的治疗也有深刻意义。

（3）络病通之：《素问·三部九候论》道："经病者治其经，孙络病者治其孙络血……刺其出血，以见通之。"明确指明刺络放血以通络脉，而这种"通络"思想对于后世络病治疗影响极大。

第三节　《伤寒杂病论》：络病临床
辨治之基石

时至东汉末年，时事动荡，战火纷飞，疫疠风行，民不聊生，但正是这样的逆境下，中医临床辨治方面得到了极大发展，诞生了董奉、华佗、张机等诸多医家。络脉学说，作为中医学重要理论分支之一，在辨证、治疗方面也愈发成熟。《伤寒杂病论》承载张仲景"勤求古训、博采众方"的治学理念，作为中国第一部从理论到实践、确立辨证论治法则的医学专著，在"理法方药"诸多方面，对于络病病因、病机，尤其是络病证治方面的影响意义深远。该书承《内经》《难经》理论，对于络病临床症状的认识逐渐加深，并首开络病治疗用药之先河，首次提出"病络"一词，首行"虫蚁搜剔""辛温通络""行气活血"通络之法，并创立行气活血通络之"旋覆花汤"——被誉为治络病之祖方。

一、补充络病临床证候

张仲景在熟谙络病病因、病机的同时，通过临床观察，深刻了解到络脉病变的诸多临床表现，进而为辨证、遣方用药提供更多证候学依据。如《金匮要略·中风历节病脉证并治》对于邪阻络脉，气血运行欠畅，络脉痹阻而致肌肤麻木不仁的病证有如下描述"血痹阴阳俱微，寸口关上微，尺中小紧，外证身体不仁，如风痹状"。又如《金匮要略·疟病脉证并治》对于瘀血痰饮日久胶着，气机郁结，聚而不散，固于络脉，日久形成包块之癥瘕病，叙述道"病疟以月一日发，当以十五日愈，设不差，当月尽解；如其不差，当云何？师曰：此结为癥瘕，名曰疟母。"

二、完善通络治法与方药

在继承《内经》"通络"思想的同时，张仲景举一反三，将通络之法扩展、补充，把握络病之"气血""痰瘀"等不同，创立"旋覆花汤""大黄䗪虫丸""鳖甲煎丸"等方剂，为后世"通络法"的使用导以方向、指以明灯。

1. 虫蚁搜剔通络法　"大黄䗪虫丸"与"鳖甲煎丸"作为仲景运用虫药搜剔的代表方剂，对后世影响深远。《金匮要略·血痹虚劳病脉证并治》："五劳虚极羸瘦，腹满不能饮食，食伤、忧伤、饮伤、房事伤……经络营卫气伤，内有干血，肌肤甲错，两目黯黑，缓中补虚，大黄䗪虫丸主之"，叶天士认为："仲景于劳伤血痹诸法，其通络方法，每取虫蚁迅速飞走诸灵，俾飞者升，走者降，血无凝着，气可宣通，与攻积除坚，徒入脏腑者有间"（《临证指南医案》），因五劳七伤致正气不足，气不行血，日久血行不畅，而生瘀血。方中以大黄、干漆、桃仁活血化瘀，并配以血肉有情、蠕动噉血之䗪虫、水蛭、虻虫、蛴螬透上行下，搜表剔里而通络、行死血，配以芍药、地黄润其血之干。《金匮要略·疟病脉证并治》载有鳖甲煎丸治疗疟病日久，夹血结痰之癥瘕证。方中重用鳖甲，辅以蜣螂、蜂窠、鼠妇，可见络病治疗与一般攻积除坚不同，化瘀通络过程中更应缜密思考，切不可妄通而不畏正。

2. 行气活血通络法　《金匮要略·五脏风寒积聚病脉证并治》曰"肝着，其人常欲蹈其胸上，先未苦时，但欲饮热，旋覆花汤主之。"肝者，应于木，喜条达而恶抑郁，肝气瘀滞络阻，着而不行则见肝着病。因肝脉络胁布胸，因而见胸胁痞闷，郁而不舒，甚或胀痛、刺痛，患者喜热饮或以手按揉捶打胸部，仲景施以旋覆花汤。方中旋覆花味微咸且性温，善通络而行气散结降逆，使气得顺、血得走、络得通。

3. 辛温化痰通络法　辛温药物通络在《伤寒杂病论》中多有体现，但尤在治疗痰湿阻络方面值得一提，其代表方剂为枳实薤白桂枝汤。《金匮要略·胸痹心痛短气病脉证治》"胸部心中痞，留气结在胸，胸满，胁下逆抢心，枳实薤白桂枝汤主之，人参汤亦主之。"痰饮停胸，络脉痹阻，方中多用辛温发散之品，温者能散胸中之阴寒，辛者能化上焦之痰浊、宣胸中之阳气，实乃化痰畅络之良方。

第四节　《临证指南医案》：络脉学说理论全面升华之基石

明清时期，中医学界学术争鸣、百花齐放，是中医学基础理论综合融会、深入发展，中医临床辨治体系全面丰富与提高的阶段。络病学说也借此契机在基础理论与临床实践用药方面得到全面充实与升华。清初名医喻昌在《医门法律》中将络脉逐层划分为络-系络-缠络-孙络，并明确指出孙络之间存在气血交换，从而在《内经》基础上进一步将络脉结构、功能细化，加深后世对于络脉的微观认识。嘉庆年间的吴鞠通在其代表作《温病条辨》与《吴鞠通医案》里，创制了以清络法、宣络法、活络法、温络法、补络法、搜络法、透络法为纲的一整套较为完善的络病治法，为后世络病治疗奠定坚实基础。中医理论革新家王清任，医术精深，名噪一时，认为"治病不明脏腑，何异盲子夜行"，这种创新思维使他在络脉学说方面也颇有建树。其著有《医林改错》一书，书中直称"血脉"为

"血管"，其对于气管、血管之描述与现代解剖学论述基本一致，为现代中西医多角度探讨络病学说提供了第一手资料；另外，书中在补气活血、活血化瘀通络法上贡献巨大，创制了著名的"补阳还五汤"与"逐瘀汤"。这一时期，对于络病学说影响最深的医家可谓叶天士，从病机、传变、治疗等方面，充实和升华络脉学说，其诸多经典理论至今仍为络病学派奉守的信条。

一、"久病入络"病机演化思想

通读《临证指南医案》（后简称《临证》）一书，"久病入络"这一思想贯穿其中，《临证·胃脘痛》："初病在经，久痛入络，以经主气，络主血。"《临证·痹》："初病湿热在经，久则瘀热入络。"《临证·积聚》："初为气结在经，久则血伤入络。"《临证·痿》也有"病久入络，气血兼有"的说法，叶氏认为不同邪气侵袭人体后，传变途径基本上都归为"由经及络"。《临证·胃脘痛》道："经几年宿病，病必在络"。虽邪气属性、疾病性质各有所异，但疾病发展方向大体上均为病在络脉。这一思想揭示疾病发展由浅入深、由经及络、由气入血的动态演变规律，提示并指导临床治疗。

二、治络当分虚实

承《内经》思想，叶氏认为究其病因络病不外乎外感、内伤、跌仆外伤等，但在治疗时当应其虚实，治有所变。

1. 络实　其病机多为邪痹络中，气血凝滞，络脉不通。如《临证·便血》："瘀血必结在络，络反肠胃而后乃下。"其主要临床表现为：初期的肌肤麻木不仁或肌肤弛缓无力，疼痛为微痛、刺痛或剧痛；后期疼痛由剧转微，以微痛、酸痛为主，可见皮下瘀斑、舌质暗等表现[1]。

2. 络虚　该病机多见久病体虚、年老体弱而致气虚血少、络脉失荣。如《临证·肩臂背痛》："痛时筋挛，绕掣耳后，此营虚脉络失养。"临床表现为：久病久痛，皮肤干涩、脱屑、瘙痒，局部肌肤麻木不仁，或寒或热等感觉异常；久病久痛后，病变部位以疲乏无力感为主[1]。警示切不可犯虚虚实实之误。

三、实者通络以辛，虚者治络以通补

叶氏在《临证·诸痛》中明言："医不明治络之法，则愈治愈穷矣。"叶氏继承了仲景通络思想，但并未拘泥于此。

1. 络实之证　叶氏认为络病"散之不解，邪非在表，攻之不驱，邪非着里"(《临证·疟》),络病多血伤深伏,非急攻可效,峻药易伤正气,因而络实应治以缓通,加之"络以辛为泄"[2],故应以辛味药为主,对于络实之证,据辨证之不同,分别施以"辛温"(五灵脂、蒲黄、桃仁等)、"辛润"(旋覆花、薤白汁、柏子仁等)、"辛香"(香附、木香、小茴香等)以及"搜剔透络"(穿山甲、土鳖虫、蜈蚣等)四法。

2. 络虚之证　叶氏认为"大凡络虚,通补最宜"(《临证·木乘土》),久病入络,营卫失和,气血不充,络脉空虚枯涸时,纯补则邪留而不去,而峻泄又恐伤气动血,故应以补益通络之法,临证详辨气血阴阳之不同分别以补气通络、温阳通络、滋阴通络等,补益药多选血肉有情之品,如紫河车、猪脊髓、阿胶、羊肾等;并辅以川芎、红花、当归须、牡丹皮、泽兰等通透之品,诸药相合,共奏通补之效。

第五节　现代络病及肺络
理论充实发展

基于络病学历史发展三大基石,围绕"专业知识""学科分支""专业人员"的学科建设三大要素,通过数十年的文献整理、理论研究,进行临床调查与科学实验,在现代以王永炎、张伯礼、吴以岭、史常永、邱幸凡、吴银根等为首的国内一大批优秀专家、学者的努力推动下,络病学科、肺络学科及其他相关学科建设、科学技术研究正扬帆起航。随着络病理论指导下临床治疗手段的逐步推广,其显著的临床疗效已逐渐被广大医务人员及患者所接受、认可,并引起国内外医学界的大力关注。

王永炎院士首次诠释病络及络病概念,并就此与络病加以区别[3],认为病络是一种疾病或病证产生的病机,而络病是以络脉功能结构失常为主要病机的一类疾病,在阐述病络理论实践意义的同时,也间接反映对脉络学研究用词规范化的美好愿望。张伯礼院士通过病例临床观察,指出"久病入络"血瘀证与多种疾病微循环障碍的相关性[4],在使"异病同治"思想与现代医学研究充分结合的同时,也为络病理论广泛指导多类临床疾病治疗提供理论依据,肺纤维化患者作为选取病例之一,也逐渐受到重视,被后辈医家广泛研究。邱幸凡教授精于对《内经》络脉理论的研究,提出络脉气血灌注、双向流动的特点,气络、血络生理特点[5],并著有《络病理论与临床》一书。史常永教授系统梳理了络病学说及其治法精要[6],字字为经,句句精要,有纲有要,为络病学说历史文献研究贡献甚多。吴以岭院士,作为中医络病学学科创立者和学科带头人,致力于络病学研究 30余载,发表论文数十篇,编著有《脉络论》,主编新世纪全国高等中医院校创新教材《络病学》，首提"络病辨证八要"，创立"三维立体网络系统"，并承担国家"973"计划项目，"863"计划项目、"十五"和"十一五"科技攻关计划、科技部国际科技合作计划、国家自然科学基金等多项国家重大课题，以络病理论为指导的神经肌肉类疾病、心脑血管疾病、慢性心衰、心律失常、流感和SARS、肿瘤病机与治疗的相关研究逐步深入，使络病学说研究不断趋于科学化、现代化，如络病病理、证候、病症复合模型的构建、相关药物临床疗效研究等，并诞生一大批以络病理论为基础的新一代药物，广泛应用于临床。

　　承络脉、络病理论发展之势，肺络理论也渐枝繁叶茂，病络机制也逐步用于解释诸多呼吸系统疾病，如SARS、肺纤维化、小儿支原体肺炎等。吴银根教授将肺纤维化之病位归于肺络，病机究于肺络痹阻，并系统阐述肺纤维化治法当以"通补肺络"为本，同时将肺络与解剖学结构联系起来，认为肺络应与肺内终末性细支气管以下的呼吸道和肺内毛细血管相类似[7]，从而加深对于肺络的感官认知。翟华强等对于肺络给出较为科学的概念，认为肺络定义有广狭之别[8]。徐婷贞等结合肺脏功能明确提出，肺络病的基本病理变化：气机阻滞、血行瘀阻、津液运化失常及肺阴亏损，治疗当以行气益气通络、除湿化痰通络、养阴清肺通络为本[9]。

　　审视络病学说的发展历程，在向我们阐述一个又一个理论的同时，诸医家无不有着谦恭的求知态度、严谨的治学方法与勤于思考的革新精神。在未来的研究工作中，必将遇到各种困难、瓶颈，愿吾辈师以先人之志，刻苦钻研，为络病学发展不懈努力！为中医学应用临床、造福百姓奋斗不止！

参 考 文 献

[1] 宫成军，李晓娟，束沛. 叶天士论治络病探析 [J]. 新中医，2013，45（2）：151-152.

[2] 茅晓. 通络法历史沿革剖析 [J]. 中医杂志，2002，43（7）：485-488.

[3] 王永炎，常富业，杨宝琴. 病络与络病对比研究 [J]. 北京中医药大学学报，2005，28（3）：1-6.

[4] 徐宗佩，张伯礼，高秀梅，郭伟. 久病入络患者瘀血证与微循环障碍相关性研究 [J]. 陕西中医，1997，18（9）：423-425.

[5] 邱幸凡. 经络之气脉血脉两大系统探讨 [J]. 湖北中医杂志，2006，28（3）：22-24.

[6] 史常永. 络病论发范 [J]. 中国医药学报，1992，7（4）：3-10.

[7] 吴银根，张天嵩. 络病理论指导肺纤维化中医治疗探讨 [A]. 第七次全国中西医结合呼吸病学术交流大会论文汇编（二）[C]，2004：337-338.

[8] 翟华强，张六通，邱幸凡. 从"肺络"探讨肺纤维化的防治 [J]. 中医杂志，2007，48（5）：457-458.

[9] 徐婷贞，庞彩苓，王会仍. 试论肺络及其临床意义 [J]. 中医药学刊，2006，24（9）：1702-1703.

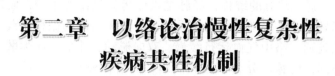

第二章　以络论治慢性复杂性疾病共性机制

慢性复杂性疾病是指由多个基因位点共同参与，和环境因素相互作用决定表型，病程长且病情反复发作、迁延不愈的慢性非传染性疾病，如肿瘤、冠心病、高血压等[1-2]。已有研究显示，慢性复杂性疾病的共同发病机制有"血栓前状态"[3]、"神经内分泌免疫（NEI）网络功能紊乱"[4]等。近来兴起并逐渐完善的络病理论为慢性复杂性疾病的中医辨证论治提供了新思路，吴以岭院士亦指出：气络与 NEI 网络相关，血络（脉络）与中小血管、微血管，特别是微循环密切相关[5]，故络脉病变与上述慢性复杂性疾病的共同发病机制存在高度一致性，这为络病理论指导慢性复杂性疾病的防治提供理论可能。本文即以络病理论为指导，结合痰瘀相关学说，探究慢性复杂性疾病的核心病机及其治疗，奠定深入研究慢性复杂性疾病的基础，为中西医有效防治慢性复杂性疾病提供线索和依据。

第一节　久病入络、久病成瘀、怪病多痰
——慢性复杂性疾病"络虚邪瘀"病机的理论基础

一、痰瘀相关学说与慢性复杂性疾病

中医在慢性复杂性疾病的防治方面，除了近来兴起的络病理论，痰瘀相关学说也一直扮演着重要角色。痰瘀相关学说认为，在疾病的发生发展过程中，若形成了瘀血的病理产物，往往同时或者随后会形成痰浊，反之亦然，即痰浊、瘀血多同源共生，且互为因果，在治疗上强调痰瘀同治。事实上，"久病成瘀""怪病多痰"。"久病"，病程久、易反复之谓，与慢性病相应；"怪病"，奇怪，异于普通疾病之谓，与复杂性疾病相应。故慢性复杂性疾病与痰瘀互结的病机特点密切相关，已有研究显示，痰瘀互结参与了大部分慢性复杂性疾病的中医证型分类[6]。

二、络病理论与慢性复杂性疾病

经络是经脉和络脉的统称，经脉是人体运行气血的主干，而络脉则是从经脉支横别出，逐层细分的网状系统。络脉无明确的循行路线，其络体细窄，末端连通，络中气血运行缓慢、双向流动、并呈面性弥散。按照分布部位的不同，络脉可分为阳络和阴络，阳络在外在表，阴络行内行里。按照功能的异同，络脉又分为气络和血络，其中，气络主运经气，血络主运津血。气络、血络相互伴行，行于表里内外，即阳络之中分气血，阴络之中亦分气血也。

而所谓络病，即是指疾病发展过程中，不同致病因素伤及络脉导致的络脉功能障碍及结构损伤的自身病变，以及致病因素和络脉病变引起的继发性脏腑组织病理变化；络病理论认为，络脉的病机特点为：易滞易瘀，易入难出，易积成形。基本病机有络气郁滞（虚滞）、络脉瘀阻、络脉绌急、络脉瘀塞、络息成积、热毒滞络、络脉损伤、络虚不荣八种。络病的主要临床表现有疼痛、麻木、痿废、青筋、出血等，其治疗以通为用，具体包括辛味通络、虫药通络、藤药通络和络虚通补[5]。

络脉的上述结构特点、生理功能和病机特点，决定了其在慢性复杂性疾病病机中的重要作用。尽管慢性复杂性疾病临床表现各异，但均有久病络伤、邪聚、痰瘀互结以及慢性迁延、可急性加重的特征表现，其演变过程简述如下：阳络居外居表，若外邪侵袭，久居不去，则邪气循阳络—体络（筋骨肌肉关节处之络）—经脉—阴络—脏腑的顺序传变，初则表现为络中气血阴阳的偏盛偏衰或络脉功能的失调，久则邪气阻滞，络失滑利，津血停滞，成痰成瘀，痰瘀互结，邪气（或寒或热或湿或毒等）亦与痰瘀胶结，导致病情复杂，缠绵难愈。进而络脉结构受损，自我调节能力以及药物以络脉为通道祛邪的能力下降，痰瘀邪气浸渍络内、络中、络外，导致病情更为复杂，预后不良。若病起于中或内，则通过络脉"气血双向流通"的特性，邪气亦可外溢皮肤肌腠，内贯五脏六腑。另外，络脉"气血行缓"，正气相对经脉为不足，"至虚之处便是容邪之所"，加之其纵横成网，为邪气提供了良好的居处，这正是大多数慢性复杂性疾病具有慢性迁延、急性加重甚或有宿根的基础。

三、"络虚邪瘀"——慢性复杂性疾病的核心病机

"久病入络""久病成瘀""怪病多痰"，痰瘀多互结，络病理论与痰瘀相关学说存在着一定的联系和区别。简单来讲，痰瘀互结证主要考虑津液和血液的同时病变，而络病理论除了强调脉络中气血津液的病变，更加强

调络脉自身的病变及痰瘀（或他邪）互结的部位：既包括脉络腔内之有形邪气，又包括脉络管壁内之"混处之邪"；络病理论为痰瘀相关学说进一步扩大或明确了病位，痰瘀相关学说为络病理论指出了邪实方面的病机重点，二者结合，能够较为全面、准确地诠释慢性复杂性疾病的病机特点，已有学者指出[7]，慢性病的治疗中，要注意痰、瘀及络脉的病变。

　　笔者则根据络病理论、痰瘀相关学说以及二者的关系，结合上述慢性复杂性疾病的演变过程，进一步提出慢性复杂性疾病的核心病机为"络虚邪瘀"。其中，"络虚"是指疾病发生发展过程中，络中精气血津液的不足、络脉功能失调以及络脉与络中精微物质相互作用减弱的总括；"邪瘀"，则是指疾病演化过程中的寒、热、湿、痰、燥、毒等各种邪气与瘀血互结于络脉内外的病理状态，其中最为主要的是痰瘀互结于络；且"络虚""邪瘀"相互影响，共同左右慢性复杂性疾病发展进程。

第二节　"络虚邪瘀"病机观下慢性复杂性疾病的临床表现

　　慢性复杂性疾病众多，涉及各个系统的多个疾病，整体论述则泛，每病详尽却难；络脉支横别出，内联五脏六腑，外系四肢百骸，所属疾病亦多，故推演其病机，亦难病病俱到。然"心主血脉藏神""肺朝百脉主气"，五脏六腑借经络联系四肢百骸，故心络、肺络、体络在所有络脉中占有重要地位且具有代表性，故本文选取心络、肺络、体络病变之代表疾病冠心病（coronary heart disease，CHD）、特发性肺纤维化（idiopathic pulmorary fibrosis，IPF）、类风湿关节炎（rheumatoid arthritis，RA），作为慢性复杂性疾病的重点论述对象，以示络病理论指导慢性复杂性疾病病机、治法研究的法章，学者当举一反三，随病论治。

　　1. 肺络病——IPF　IPF临床表现为渐进性呼吸困难和干咳，可伴气短乏力、喘息、咳吐浊唾涎沫、甚至胸痛、咳痰带血、口唇发绀等。其病机总属"肺虚络瘀"，核心病机为"肺阴亏虚，痰瘀伏络"[8]。汗、吐、下、环境毒等外感内伤病因，致使肺络中阴津不足，肺络失养，气络呼吸清气功能以及气络血络相互交感能力下降，故宗气生成减少，出现呼吸困难、气短乏力等症状；虚热内生，煎熬津液，虚热邪气自肺之阴络入肺，肺气上逆，则干咳或咳吐浊唾涎沫、可有喘息；肺虚日久，或虚热灼津耗血，或气虚阳虚，血失推动，津失气化布散，又或肺络亏虚，肺之络脉失调，可致其舒缩功能、滑利程度、感传信息的速度和敏感度以及统筹调节气血津液的输布代谢能力受损，均可使得气血运行障碍，痰瘀互结，故可出现口唇发绀、舌下络脉青紫及脉涩的表现。至于胸痛、咳痰带血，则是络脉损伤，不通则痛，血溢脉外所致。

2. 心络病——CHD（主要指心绞痛）　　CHD临床表现为阵发性前胸压榨性疼痛，可伴有全身乏力、气短或头重昏沉、胸痞胀闷、肢体沉重或舌下络脉瘀紫、口唇发绀等。其病机为"气络失调，邪伏血络"[9]。心为君主之官，最易过用，过用则虚，虚则受邪，藏于心包络。心主神明以气络为功，邪气犯心，则气络功能失调，神机紊乱，影响血络之舒缩，心脉细急，发为心痛；气络失调日久，络气亏虚，可致全身乏力、气短，进而血络虚滞，成痰致瘀，故头重昏沉、胸痞胀闷、肢体沉重或舌下络脉瘀紫、口唇发绀、不通则痛等，若再兼夹他邪，则诸症丛生，寒热不一。

3. 体络病——RA　　RA是一种以小关节慢性、侵蚀性炎症损害为主要特征的自身免疫性疾病，临床主要表现为对称性的关节肿胀疼痛，常伴晨僵、屈伸不利、皮下结节、关节变形以及多滑膜关节炎和关节外病变等。汪东涛等[10]将RA的病机概括为"脏虚络病"，其中，"脏虚"主要包括脾虚、肝虚、肾虚，"络病"方面，汪氏则强调RA的临床表现与络脉易滞易瘀、易入难出、易积成形的病机特点极为吻合，认为在"脏虚"络脉不荣的基础上，邪壅络道，血气运行受阻，津液不布，可致痰瘀互结，痰瘀浸渍络脉内外，导致关节肿胀疼痛、屈伸不利、皮下结节、关节变形等病变，且随兼夹邪气的不同而或寒或热。又络脉双向流动，能够调节脏腑组织气血之分配，"人卧则血归于肝"，晨起气血本应随络脉灌注筋骨关节，但由于痰瘀阻络或其功能失调，气血不能及时、足量的到达，故致晨僵形成。

第三节　慢性复杂性疾病
共性发病机制探析

慢性复杂性疾病"络虚邪瘀"共性病机的概括，为中医以络论治慢性复杂性疾病奠定了基础，而探析慢性复杂性疾病的西医发病机制，能够为"络虚邪瘀"病机提供现代科学内涵，并为以络论治慢性复杂性疾病中药复方分子靶标的研究提供方向。

研究显示，"血栓前状态""NEI网络功能紊乱"等，以及VEGF、ET-1、TGF-β、MMPs/TIMPs、IL-8、CD_4^+、CD_8^+等分子，是慢性复杂性疾病的共性发病机制或其分子群。姜艳[3]等研究发现，多种慢性复杂性疾病存在着凝血功能及纤溶功能的异常，表现为CD62p、PAI、PLT、FIB表达水平增高，t-PA含量明显下降，APTT时间缩短。这些指标的改变容易导致微血栓的形成和血管内皮细胞的功能或结构受损。而努尔买买提等[4]则认为，慢性复杂性疾病是神经、内分泌、免疫三大系统的产物和沟通彼此间的联系的信息传递物质细胞因子、神经肽和激素等的整体作用，主要包括 DA、NE、5-HT、ACTH、CORT、IL-1、IL-6、TNF-β 等。另外，通过对 IPF、CHD、RA 发病机制有关细胞因子及以络论治上述三种慢性复杂性疾病作用靶点的文献研究，发现 VEGF、ET-1、TGF-β、MMPs/TIMPs、IL-8、CD_4^+、CD_8^+ 等是众多学者研究慢性复杂性疾病较常选用的分子指标。

综上所述，根据络病理论和痰瘀相关学说，结合慢性复杂性疾病的临床特点，可将慢性复杂性疾病的核心病机概括为"络虚邪瘀"。"络虚邪瘀"病机的现代科学内涵主要包括"血栓前状态""NEI 网络功能紊乱"，以及 VEGF、ET-1、TGF-β、MMPs/TIMPs、IL-8、CD_4^+、CD_8^+ 等分子的异常等。至于"络虚邪瘀"更全面、更准确的现代医学诠释，以及如何根据"络虚邪瘀"病机确立相应的治法方药以指导慢性复杂性疾病的临床防治，则需要更为深入的研究。

参 考 文 献

[1] 热娜古丽·艾则孜. 基于 NEI、PTS 的复杂性疾病共性机制与"异病同证、同证同理"性的研究 [D]. 新疆医科大学，2012.

[2] 王忠香，许银姬，唐雪春. 慢性病从"阳虚"论治刍议 [J]. 辽宁中医药大学学报，2013，15（7）：169-171.

[3] 姜艳，沙吉达·阿不都热依木，热娜古丽·艾则孜，等. 不同复杂性疾病的血栓前状态研究 [J]. 新疆医科大学学报，2013，36（6）：822-824，827.

[4] 努尔买买提·艾买提，阿迪力·阿布力米提，哈木拉提·吾甫尔. 神经内分泌免疫网络与复杂性疾病相关性研究进展 [J]. 新疆医科大学学报，2006，29（10）：921-925.

[5] 吴以岭. 络病学 [M]. 北京：中国中医药出版社，2013：3，6，47-100.

[6] 沙吉旦·阿不都热依木. 肿瘤、糖尿病、高血压、冠心病等复杂性疾病血栓前状态的中、维、西医研究 [D]. 新疆医科大学，2008.

[7] 徐洪洁，吕晓东，庞立健，等. 慢性病的"纲目经纬"中医辨证施护理论探析 [J]. 中国中医基础医学杂志，2013，19（8）：960-961.

[8] 刘创，庞立健，吕晓东. 特发性肺纤维化"肺虚络瘀"病机发微 [J]. 上海中医药杂志，2014，48（3）：22-24.

[9] 张剑，刘创，赵仲雪，等. 基于络病理论的冠心病"气络失调，邪伏血络"病因病机探微 [J]. 辽宁中医杂志，2013，40（11）：2239-2240.

[10] 汪东涛，沈鹰. 从"脏虚络病"探讨类风湿性关节炎的发病机制 [J]. 天津中医药，2008，25（6）：482-483.

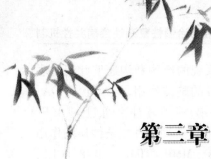

第三章　肺络文辞训释

古今典籍，言经、络、脉者汗牛充栋，不乏错讹相传，前后矛盾者，或因历史原因，或因个人用词喜好，或经络、经脉论为一物，或络脉、脉络混为一谈，作者或可自知其义，但多不自释，览者只能据其文义，前后揣度，多所不便。故现对本书的相关文辞予以训释，一来便于论述，二来便于览阅，其要兹列如下：

1. 经与络　东汉许慎《说文解字》释：经，织从（纵）丝也；络，絮也。意谓经为织布的纵线，而络为细微的网状联系物。在水利学方面，"经"言河流主干，"落"（"络"）言与河流主干相互贯通的蓄灌网络旁支，并有落差之义。后人"经""络"二字之用，多承上义，如经纬之经，承"纵行"演化；网络之络，取细微网状联系物之义。古人取类比象，言地有江海河川，故人有经脉络脉，明代李梴《医学入门》有云："经，径也，径直者为经，经之支派旁出者为络。"所以医学之"经"，纵行、径直之谓；医学之"络"，言网状联系，亦赅"落差"、逐层分支之义，言络中气血较经中为弱为缓、络脉形态较经为细为小也。此皆宗《说文》、水利"经""络"之旨。

2. 脉　从"脉"字的字形构造可看出，古人是将水流现象比拟血流，"脉"字在演变过程中主要与水流、血液和人体组织肌肉等发生联系。《足臂十一脉灸经》之前，人们通过医学实践，并取类比象，将"脉"作为医学概念，主要指能够像沟渠约束水流一样约束血液运行的脉道，如江陵张家山《脉书》云："血者濡也，脉者渎也"，"渎"，即沟渠之义。《足臂十一脉灸经》在言脉时，主要指循经感传的走行路线，相当于今日所言的"经脉"。故《内经》以前，脉至少有两种释义：①运行血液的脉管；②循经感传的路线。及至《内经》，其将"脉"明确定义为运行营血的脉道，即血脉，如《素问·脉要精微论》："夫脉者，血之府也"，《灵枢·决气》："壅遏营气，令无所避，是为脉"。《内经》对脉原来具有的"循经感传路线"之义则另置一词：经络。

3. 经络、血脉、经脉、络脉　实际上，经络有广义、狭义之分，广义的经络，是经脉与络脉的总称，是运行全身气血，联系脏腑形体官窍，沟通上下内外，感应传导信息的通路系统，是人体组织结构的重要组成部分[1]。本书为便于比较和论述，则取经络狭义之谓，即经络是运行全身经气，能够循经感传，沟通表里上下，联系全身各个部位的网状结构，十二正经、十二经别、八大奇经及其下级的逐层分支结构等皆属其范畴。与狭义经络相对的一个概念是"血脉"（即吴以岭院士所言之"脉络"），"血脉"是指运行全身血液的，中空有腔的网状通道，沟通脏腑百骸，无处不到，类似于今人所说的"血管"。不难发现，广义的经络范畴正是由血脉和狭义的经络范畴共同组成。再言"经脉"，此处的"经"，纵行、径直之谓；此处的"脉"，则既指血脉又指循经感传的路线。所以，经脉之义，乃指经络（狭义）和血脉中纵行径直的部分。与之对应，络脉则是指经络（狭义）和血脉中纵行径直部分的各级分支。关于二者的结构关系，《灵枢·脉度》指出："经脉为里，支而横者为络，络之别者为孙。"清·喻嘉言《医门法律·络病论》记载更详，其言："十二经生十二络，十二络生一百八十系络，系络生一百八十缠络，缠络生三万四千孙络"。此所言系络、缠络、孙络皆属络脉范畴，本书不予细分，均以络脉称。可见，络脉是从经脉支横别出、逐层细分、纵横交错、遍布全身、广泛分布于脏腑组织间的网络结构，是维持生命活动和保持人体内环境稳定的网络系统[2]。

4. 气络、血络与阴络、阳络　"血络"一词首见于《灵枢》，"气络"一词却于明·张介宾《类经》中首载，《类经》亦首次并论了"气络""血络"，《类经·四卷·藏象类》曰："血脉在中，气络在外，所当实其阴经而泻其阳络"。血络、气络共同组成络脉，是络脉的功能分类法，血络以行营血为主，养本脏，化生神气；气络以行气津为主，温养机体，感信息[3]。

络脉按照其空间结构来分，又分为阴络、阳络。阴络是指循行于人体分肉之里，布散于脏腑，成为相应脏腑组织结构的有机组成部分的络脉，按照其部位不同，又可分为肝络、心络、脾络、肺络、肾络、脑络等，正如叶天士《临证指南医案》曰："阴络乃脏腑隶下之络"。阳络则是指分布于体表或在外可视的黏膜部位的络脉。《灵枢·经脉》"诸脉之浮而常见者，皆络脉也"中"络脉"即指"阳络"而言。

5. 络病与病络　随着络病理论研究的兴起，"络病""病络"的概念应运而生，简单来讲，络病就是指络脉的病变，其内涵是指疾病的发展过程中不同致病因素伤及络脉导致的络脉功能障碍及结构损伤的自身病变，其外延包括导致络脉病变的致病因素及络脉病变引起的继发性脏腑组织病理变化[4]。"病络"一词，则首见于《金匮要略浅注·惊悸吐衄下血胸满瘀血病脉证治》，其云："以由病络而涉于经，宜从治络血之法"，及至现代，王永炎院士等首次对病络的概念进行了明确诠释，指出：病络是中医学的一个重要病机基础，是指邪气侵袭络脉或正虚以及络脉本身的病变，导致络脉的形质改变或功能异常，造成相应脏腑组织器官损伤，引起种种疾病或病证的一种基本病机[3]。

6. 肺络及其相关名词　肺络，即"肺之络脉"简称，有广义、狭义之分，广义肺络是指肺之经脉支横别出的所有部分；而狭义之肺络则是指布散于肺之络脉。本书所指肺络，取广义肺络之义，至于狭义肺络，本书暂称为"肺本络"。至于肺经络、肺血脉、肺经脉、肺络脉、肺气络、肺血络、肺阴络、肺阳络、肺络病、肺病络等概念，参详本节大义，自可知晓，此不赘述。

参考文献

［1］曹洪欣. 中医基础理论［M］. 北京：中国中医药出版社. 2004：114.

［2］吴以岭，魏聪，贾振华，等. 从络病学说探讨糖尿病肾病的病机［J］. 中国中医基础医学杂志，2007，13（9）：659-660.

［3］王永炎，常富业，杨宝琴. 病络与络病对比研究［J］. 北京中医药大学学报，2005，28（3）：1-6.

［4］吴以岭. 络病学［M］. 北京：中国中医药出版社，2005：3.

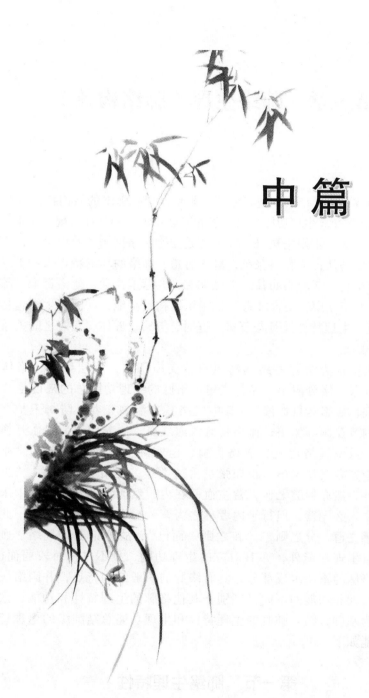

中 篇

第一章 肺络生理（肺络构效）

肺络构效，构，结构；效，效能、效果，即指肺络的结构特点（生理特性）、功能特点（生理功能）及二者相互联系产生的外在表现。其中，肺络的结构特点为：①阳络居外，在上为盖；②阴络网密，散胃聚心；③气络有形，血更偕从；④肺络张弛，舒缩有道。肺络的功能特点为：①气络吐纳，气血生化；②肺络布津，上焦如雾；③营卫流通，能溢奇邪。肺络结构与功能互济互用，联合肺系其他组织结构及功能，共同产生了包括肺的生理功能、生理特性及其与五神、五时、五窍、五体、五液之间关系的"肺脏象"表现。

络病理论认为络脉的结构特点有：支横别出，逐层细分；络体细窄，网状分布；络分阴阳，循行表里。络脉的生理功能总的来说是"气络运行经气，血络运行血液"，其中气络具有温煦充养、防御卫护、信息传导、调节控制等作用；血络具有渗灌气血、濡养代谢、津血互换的生理功能。虽说气络行气，血络走血，但实际上，气络中亦有津血运行，血络中亦有气流走窜，正如张景岳《类经·经络类》所说："虽卫主气而在外，然亦何尝无血，营主血而在内，然何尝无气。故营中未必无卫，卫中未必无营，但行于内者称之为营，行于外者称之为卫，此人身阴阳交感之道，分之则二，和之则一而已"，故理论上讲气络、血络在主司各自生理功能外，亦有对方的生理功能，只不过相对较弱而已。肺络作为络脉的重要组成部分，具有络脉的一般结构特点，并因络属脏腑的生理特性和功能的不同又区别于其他络脉的生理特性和功能，兹以络病理论为基础，结合肺脏的生理特性和生理功能总结肺络的生理特性和生理功能如下。

第一节 肺络生理特性

1. 阳络居外，在上为盖 按照空间结构的不同，络脉分为阳络和阴络，其中，阳络是指分布于体表，浮而可见的络脉。《灵枢·经脉》有言："诸脉之浮而常见者，皆络脉也"，此处"络脉"即指"阳络"而言。肺居上焦，为五脏六腑之华盖，其阳络亦行于全身体表之最高层，为全身阳络之统盖。另外，"阳络居外"的内涵还包括：肺之阳络分布于鼻、气管、支气管黏膜。此又是肺之阳络有别于一般阳络之处。

2. 阴络行里，络小网密　阴络则是指循行于人体分肉之里，布散于本脏或他脏的络脉。肺本脏之阴络较之其他络脉在空间结构和数量上又有所不同，盖肺朝百脉，肺本脏之阴络汇聚、流通、布散百脉之血，而肺脏体积有限，故肺本脏之阴络数量极多、管腔细小、络网密集。叶天士《临证指南医案》曰："阴络乃脏腑隶下之络"。此"脏腑之络"不仅言本脏之络，亦赅他脏之络，如肺之阴络就有部分散于胃肠、行于三焦者，此虽隶于其他脏腑之下，皆属肺之阴络也。

3. 气络有形，血更偕从　络脉按照功能不同，分为气络和血络，血络有形，中空有腔，运行营血以濡养脏腑组织；气络有象，无形无腔，布散气津以温煦调神导气。然肺主气，通于天，为宗气生成之源，除了具有无形无腔之气络外，还有有形有腔之气络（相当于现代医学的气管、各级支气管、肺泡等）以更好的承纳天之清气并蓄调全身气机。络病理论认为，气络血络相伴而行以行阴阳交感之道，所谓"血脉在中，气络在外，血中有气，气中有血"是也。而肺经起于气血生化之中焦，肺又主气，朝百脉，故肺络乃多气多血之络，气血阴阳交感较其他络脉为甚，不仅无形之气与血交感，亦有有形之气与血生化，此即谓"血更偕从"：血，血络也；偕从，偕从气络也；更，气血交感之多之甚也。

4. 有张有弛，舒缩有道　络病理论认为血络在气络中络气的调配下，具有渗灌气血的作用，即经脉满可溢络脉以储存，经脉空可借络脉以补虚，故血络具有舒缩功能无疑。有形肺络（包括肺之有形气络和血络）亦具有舒缩功能，且其舒缩较其他络脉更有规律和特点，机体呼出浊气时，气络收缩，血络松弛；吸进清气时，气络舒张，血络张紧。舒缩张弛之间，肺完成吐故纳新，气血交感之功。

5. 肺络由经散于胃、聚于心　手太阴肺经"起于中焦，还循胃口"，又"脾气散精，上归于肺"，故肺络散于中焦，汇聚气血，转输至肺经，进而上归肺脏，依靠肺之宣发肃降，以肺络为通道，布散全身。另外，虽然心主血脉，但脏腑之络脉并不直接连通于心，而是首先由肺络汇聚百脉气血，然后经肺之经脉聚于心，进而依靠心阳和宗气之推动濡灌脏腑组织。故曰肺络由经散于胃、聚于心。

第二节　肺络生理功能

1. 气络吐纳，气血生化　肺之气络舒缩有序而能吐故纳新，气络吸进清气，清气则与血络中之津血相互交感，生成宗气和新鲜之血，进而灌注心脉助心主血。

2. 肺络布津，上焦如雾　肺之阳络行于外，为全身体表络脉之统盖，其居高临下，在络气的推动下，能够布散津液润泽皮毛，若雾露之溉；肺之阳络又分布于鼻、气管、支气管黏膜等处，主司黏膜组织的湿度、温度等。肺络所布之津，一方面依靠阳络洒陈体表或呼吸道黏膜，另一方面行于肺之阴络，沿途渗灌三焦之水液（即通调水道），下输膀胱，以参与水液代谢。

3. 营卫流通，能溢奇邪　肺之阳络能够布散卫气津液于体表和呼吸道黏膜以抵御或从皮毛或从口鼻侵入之邪气，而肺部微循环（血络）内流动的血液和淋巴液包含大量巨噬细胞和免疫物质，能吞噬侵入体内的病原微生物及自身变性物质，可见肺络因流通营卫而具有抵御邪气的作用，此作用《内经》称为"溢奇邪"，如《素问·气穴论》曰："孙络三百六十五穴会，亦以应一岁，以溢奇邪"。

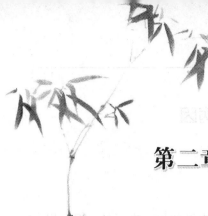

第二章　肺络病理

　　病因病机是中医基础理论的重要内容，所谓病因，是指引起人体发生疾病的原因，而病机则是指疾病发生、发展与变化的机理[1]。宋代陈无择的"三因分类法"将诸多病因结合其发病途径分为"内因""外因"和"不内外因"，即六淫侵袭为外因，七情所伤为内因，饮食劳倦、跌仆金刃以及虫兽所伤为不内外因，多为后世医家所宗。至于疾病病机的探讨，中医学则体现出多元性和层次性，总结而言，有从整体角度探讨病机的，如邪正盛衰、阴阳失调、精气血津液失常病机等；有从脏腑、经络角度探讨病机的，即脏腑病机、经络病机；有从疾病发展传变规律角度探讨病机的，如六经传变、卫气营血传变、三焦传变病机等；有从某一病证角度探讨病机的，如感冒、哮喘病机等；有从某一症状角度探讨病机的，如发热的病机、头痛的病机等。

　　络病理论归纳络病的病因为：外邪袭络，内伤七情，痰瘀阻络，病久入络，饮食起居、跌仆、金刃伤络；病机为：络气郁滞（虚滞）、络脉瘀阻、络脉绌急、络脉瘀塞、络息成积、热毒滞络、络脉损伤、络虚不荣。可见，络病理论在病因的研究方法上，以三因分类法为基础，融合了朱丹溪的湿痰致病说和王清任的瘀血致病说；在病机的研究方法上，首次较为全面的从络脉的角度探讨病机，补充、丰富了经络病机的内容。关于肺络的病因，本书则在三因分类法的基础上，结合文献中关于肺络疾病病因的认识，以络病病因为参照，总结肺络病变的病因为：①外因：外感六淫，疠气，环境毒：包括香烟烟雾、职业粉尘、化学物质、药毒、过敏原等；②内因：内伤七情、饮食失宜、劳逸失度；③不内外因：痰饮血瘀及其他。对于肺络病机而言，其属于络脉病机的下一层次内容，犹如病证病机之于脏腑病机，症状病机之于病证病机，本书总结肺络病机为：①络伤肺虚，包括络伤气虚、络伤血虚、络伤阴虚等；②肺络失约：包括肺络壅塞、肺络绌急、肺络弛张、络破肺伤等；③邪伏肺络：包括痰凝肺络、血瘀肺络、肺络成积等。

第一节　肺络病病因

一、外因

外感六淫

外感六淫是指引起人体发病的，来自自然界的风、寒、暑、湿、燥、火六种外感病邪的总称，其主要包括两种情况：第一，六淫邪气较重，如非其时而有其气，六气发生太过或不及，以及气候变化过于急骤等，超过了大多数人的适应能力而发病；第二，机体正气亏虚，即便正常的气候变化，也使其发病，此时的六气对于发病的人来说，亦称为六淫。刘力红发挥古义[2]，据《素问·六节藏象论》："五日谓之候，三候谓之气，六气谓之时，四时谓之岁，而各从其主治焉"，认为"肺主治节""肺主气"的"气"和"节"乃节气之义，指出肺乃调节人体适应气候变化，完成天人合一的最主要脏腑，故肺伤易外感；又肺为华盖，主皮毛，乃人体之藩篱，开窍于鼻，六淫又多从皮毛、口鼻侵入人体，故外感多伤肺。肺络作为肺脏功能和结构的组成部分，其病变受外感六淫的影响很大，风寒可束络、风热能犯络、风燥易伤络、风湿多困络、暑温常中络。

1. 风　风性轻扬开泄，易袭阳位，而肺之阳络居外，在上为盖，正为阳位，故风邪易袭肺之阳络，正如《素问·太阴阳明论》曰："伤于风者，上先受之"。阳络中也分气络、血络，气络在外，运行卫气与津液，血络在中，运行营气与血液。肺阳络之气络运行卫气以"温分肉、充皮肤、肥腠理、司开合"，运行津液以润泽皮毛，今风邪袭络，首伤肺之无形气络，气络失调，卫气不足以温分肉故恶风，正邪交争故发热；风性轻扬开泄，气络津液外泄故汗出、流涕、生痰成饮等；风性主动，风邪所致的气络失调又可致有形之气络绌急，气络收缩，故肺气上逆，或为喘或为咳。单纯的风邪为患一般只伤及气络层次，但亦可见由于气络失调而致血络不通的如头痛、鼻塞等症状。而且风为百病之长，流行四时，其致病往往挟持他邪，如风寒、风热、风燥、风湿、风温等，此时致病除有风邪的致病特点外，亦表现出所兼夹的邪气的致病特点。

2. 燥、湿　肺属金，通于秋气，其性喜润恶燥，为娇脏，燥邪易伤肺及络。燥性干涩，易伤津液，肺络为肺脏布津之通道，燥邪来犯，多以伤气络为主，津枯络伤，则出现一派"燥胜则干"的临床表现，如口、鼻、咽喉、肺之气络（气管、支气管等）、皮肤、大便干燥，干咳、口渴等，正如刘完素所言："诸涩枯涸，干劲皴揭，皆属于燥"。与燥邪相对的外感邪气则是湿邪,《景岳全书·杂症谟·湿证》曰:"湿之为病,有出天气者,雨露之属也,多伤人脏气",湿为阴邪,最易阻滞气机,损伤阳气,湿邪伤及肺络,一致气络气滞津停为痰,一致络中阳气不足,肺失行水,水聚为湿,与外湿相合为患,可出现痰多、水肿等临床表现。湿性重浊、黏滞,消去不易,其性趋下,易袭阴位,故常避藏于肺络之最低处,而此处则是气血生化的主要场所,故湿邪对气络、血络均有所伤,极易影响肺络之吐故纳新、气血生化、流通营卫和布散津液之生理功能。

3. 寒、热(暑、温、疠、毒) 寒邪袭表,正邪交争,故可见发热;寒性凝滞、收引,寒邪客肺,有形肺络拘紧挛缩,或气络舒缩无度,为喘为咳;或血络绌急不通,为瘀为痛,《素问·举痛论》云:"寒气客于脉外则脉寒,脉寒则缩踡,缩踡则脉绌急,绌急则外引小络,故卒然而痛"。气络、血络拘紧挛缩,影响肺络之吐纳清浊、气血生化和流通气血之生理功能,故日久可见气虚、血虚、血瘀证候;寒为阴邪,伤人阳气,又肺络绌急,卫气、津液输送有碍,寒性凝滞,闭塞腠理,故寒邪客于肺络可见恶寒、无汗、痰白清晰等。寒邪为患,气络、血络均可伤及,尤善伤血络,所谓"寒伤营"是也。热、暑、温邪皆属阳邪,与寒邪性反,其邪炎上,易伤津耗气,入心扰神,动血成痈等,邪气可燔灼肺之气络、血络,变证最多。叶天士言:"暑由上受,先入肺络""温邪上受,首先犯肺""吸入温邪,鼻通肺络,逆传心包络中"。寒邪犯肺,十之八九从皮毛而入,温热邪气袭肺,十之八九从口鼻而入,热邪袭表可见外感风热见证(此属卫分证),若温热邪气从口鼻袭肺络,则邪气炽张而气络局限,故迅速伤及气络之卫气津液及自身管腔(此属气分证,上焦病证),并延及血络(此属营血分证),出现热、渴、汗出、脉洪大或耗血动血之象;又通于口鼻的有形气络与肺之阴络相偕,加之温热之性走窜,邪气可直中阴络,肺之阴络连于心,散于胃,行于三焦,故温热之邪可延肺络逆传心包(营血分证、上焦病证),或传于中焦、下焦而见中、下焦病证。络脉生理情况下能够连接脏腑组织官窍,运行气血津液以濡养灌溉,病理情况下却是邪气避藏和疾病传变的通路。而肺络除了具有上述特点外,其生理特性和功能又决定了其成为疾病传变的重要通道,而疾病依据哪种传变方式传变,与感邪性质有莫大的关系,寒邪多以肺络为始,从六经传变之道,热邪则多以肺络为枢,行卫气营血和三焦传变之法。

另外,疠气(具有传染性的外感邪气)侵袭人体,发病急骤,来势凶猛,变化多端,病中可迅速出现高热、扰神、动血之象,亦多属热毒之邪侵袭;至于香烟烟雾、职业粉尘、化学物质、过敏原以及某些药物,如博莱霉素、苯妥英钠等,亦可损伤肺络,本书将其归于"环境毒"病因,在后文的相关章节有详述。

二、内因

外因伤肺之阳络，进而随邪正盛衰而进退，内因则多先发于肺之阴络，传于经脏或延络感传。内因主要包括内伤七情、饮食失宜、劳逸失度三方面。

1. 内伤七情　生理情况下，喜怒忧思悲恐惊是人体对外界环境的正常的心理反应，称为"七情"，当情志刺激过于强烈或者持久，超出了人体正常的适应能力，或者脏腑虚弱不能适应轻微的情志刺激，使得七情成为影响疾病发生发展的重要因素，此时称其为"内伤七情"。内伤七情首伤脏腑气机，终日戚戚于得失，费尽心机，而所思不遂，气机郁结；或者暴富发达，乐极气散，神不内敛；或者不悟生死，不明洒脱，过于执着人世悲欢离合，忧思不堪；又或者生性懦弱，终日惕惕，魂不守舍等，皆可导致人体气机逆乱[3]，正如《素问·举痛论》所云："百病生于气也，怒则气上，喜则气缓，悲则气消，恐则气下……惊则气乱……思则气结"。肺与悲应，悲则气消，肺络失充则其性能失宜而致肺系各种病证；又肺主气，司呼吸，气机逆乱则劫肺络之气，致肺络失调，可影响呼吸的深浅、频率和气血生化的质量、效率；肺络连于心，心藏神，《类经》中说："心为五脏六腑之大主，而总统魂魄，并赅意志，故忧动于心则肺应，思动于心则脾应，怒动于心则肝应，恐动于心则肾应，此所以五志唯心所使也"，故情志伤脏，先伤心，后伤相应之脏。可见，内伤七情不仅可以直接伤及肺络，亦可通过经络连属间接累及肺络。

2. 饮食失宜　饮食不节，过饥则气血生化乏源，土不生金，肺络失养；过饱则气机阻滞，肺络壅塞。偏嗜肥甘厚味、辛辣炙煿，或饮酒成性，或素体脾虚，则痰湿、痰热内生，浸淫肺络，或发为咳，或哮，或喘，或痈，《医碥·哮喘》曰："哮者……得之食味酸咸太过，渗透气管，痰入结聚，一遇风寒，气郁痰壅即发"，《仁斋直指方》说："惟夫邪气伏藏，凝涎浮涌，呼不得呼，吸不得吸，于是上气促急"，《张氏医通·肺痈》说："或夹湿热痰涎垢腻，蒸淫肺窍，皆能致此"，亦有饮食不洁，或进食海膻发物，污秽毒邪经脾转输至肺，肺络受损者，其毒邪尚可继续经肺络布散体表，扩大病变范围。

3. 劳逸失度　肺主气，司呼吸，乃宗气生成之源，劳力过度则耗气，气虚则络伤；房劳过度则肾虚，肾虚精气不足则延络脉子盗母气，致肺肾两虚；过逸则气机不畅，肺络舒缩失宜，吐纳功能不全，清气不得吸入，浊气不得排出，且阳气不振，肺络不得卫气之充盈，易招内外之邪侵入，如《医学三字经·咳嗽》篇曰："肺为脏腑之华盖，呼之则虚，吸之则满，只受得本脏之正气，受不得外来之客气，客气干之则呛而咳矣；只受得脏腑之清气，受不得脏腑之病气，病气干之，亦呛而咳矣"。

三、不内外因

外感内伤致病机体，会产生痰、瘀、结石等病理产物，这些病理产物又会成为新的病因，造成机体进一步的损害和影响疾病的转归，称为病理产物性病因。另外，先天不足、寄生虫等致病因素皆可损伤脏腑气血，形成各种病证，本书则将其和病理产物性病因统归于不内外因。下面详论痰瘀病因与肺络病变的关系。

中医学"久病多瘀""百病多由痰作祟""久病入络"理论给予我们启示，痰、瘀、痰瘀互结和络病是否相兼为病或互为因果？外感六淫伤及阳络渐入阴，内伤饮食、劳倦、七情伤及阴络发于阳，络脉或虚或滞，其功能受损，生痰致瘀，如张明泉等[4]认为，气络能够调控小动脉平滑肌的收缩松弛变化，这种控制过程与微循环血流有互相耦合的作用，故络脉病变可致小动脉平滑肌痉挛或持续收缩，造成血流瘀阻，痰瘀骤聚。所伤络脉之邪，还可直接伤及络中气血津液，变生痰瘀，如寒凝血涩为瘀、津停为痰，热破血行或煎熬津血为瘀为痰等。痰瘀既成，可损伤络脉的结构和功能，进而促进痰瘀的形成，造成恶性循环。可见，络病和痰瘀病因相关，互为因果，故络脉病变的治疗上要谨记，络病必需详查有无痰瘀为患，即使没有痰瘀迹象，亦可酌情予活血化痰之品以防痰瘀互结，时刻考虑痰瘀络病同治。而肺朝百脉，助心行血，又主行水，为"贮痰之器"，故痰瘀更易于肺形成，肺络为娇，痰瘀形成更易伤其络，所以痰瘀是肺络病变的重要病因。

第二节　肺络病病机

方从法出，法随证立，证秉机成，机由因生，根据以上肺络病因的致病特点和过程，结合肺络的生理特性和功能，以虚实病机分类为总纲，本书将肺络病机分为络伤肺虚、肺络失约和邪伏肺络三大类，分别治以补肺和络、祛邪宁络和缓消通络法。其中，肺络失荣包括络伤气虚、络伤血虚、络伤阴虚等；肺络失约包括肺络壅塞、肺络绌急、肺络弛张、络破肺伤等；邪伏肺络包括痰凝肺络、血瘀肺络、肺络成积等。具体辨证分型的临床表现和相应的治法方药详见中篇和下篇的相关章节。

参 考 文 献

［1］曹洪欣. 中医基础理论［M］. 北京：中国中医药出版社，2004：194.

［2］刘力红. 思考中医［M］. 桂林：广西师范大学出版社，2006：60.

［3］李小娟. 悬壶撷英——马智临证经验集［M］. 北京：人民卫生出版社，2013：15.

［4］张明泉，温瑞书，王亚利. 气络与心血管血流动力学关系的探讨［J］. 辽宁中医杂志，2007，34（8）：1050-1051.

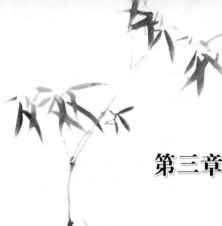

第三章　肺络病证治

第一节　肺络病辨证分型

　　络脉是从经脉支横别出、纵横交错、遍布全身、广泛分布于脏腑组织间的网络结构，是维持生命活动和沟通脏腑联系的重要组织。循行于体表部位的阳络以及循行于体内的阴络，紧连十二正经及任督脉的分支共十四条，加上脾之大络合称十五络，由十五络分出更细的"孙络"；可见络脉遍布全身，沟通脏腑、表里，是维持人体生命活动的重要组成部分，早在《内经》中便有对"络"的记载，但《内经》列举的内容较为简单且未提出具体辨证论治方法。这对后人的研究既是挑战又是机遇——《内经》为我们打开了通往络病的大门，引导着后人不断地探索与发展。

　　近二百年来西方医学兴盛，对肺部解剖将气管分为主支气管、肺叶支气管、肺段支气管、细支气管、终末细支气管、呼吸细支气管及肺泡。这不仅佐证了中医中"肺朝百脉，主司呼吸"的描述而且结合中西医知识使我们意识到加深对"肺络"的研究的重要性。现就肺络辨证论治论述如下。

（一）肺络辨证概述

　　辨证是中医治疗疾病的核心方法，是指在中医基础理论指导下通过四诊方法对收集的症状与体征进行综合分析，做出病名、病因、证候诊断。

　　东汉张仲景《伤寒杂病论》提出脏腑辨证和六经辨证，详述了以"脏腑""六经"为辨证出发点的辨证思维模式，并创制许多千古名方，至今仍指导临床治疗。形成了中医内伤杂病和外感热性病的辨证纲领，仲景虽重"六经"但仍详述了"络"之病变。开篇即提出"五邪中人，各有法度……极寒伤经，极热伤络。"在《金匮要略·中风历节病脉证并治》中提出"邪在于络，肌肤不仁""邪在皮肤……络脉空虚……正气即急，正气引邪，喎僻不遂。"阐述了辨络脉的重要性及麻木不仁的临床表现。随着清代温病学派的崛起，又出现了叶天士"卫气营血辨证"和吴鞠通"三焦辨证"，络病辨证是在认识中医学脏腑经络生理功能和病理变化的基础上，以络病理论为依据，分析、判断疾病中有无络病相关证候存在，并将收集到的络病症状、体征等有关络病的病情资料进行综合思考，判断络病所在的部位、病因、病机、病变趋势，从而为临床提供治疗依据。

络病辨证是中医学又一新的辨证方法，虽四诊所查与传统辨证无异，但有别于其他宏观辨证方法，其特殊意义在于对病变位置的深入分析，为当今内伤疑难杂病和外感重症的辨证方法开辟了新思路，提高了中医在疑难病治疗上的明确疗效。

（二）肺络病辨证

肺络有广义、狭义之别。广义之肺络包括行于表和布于里的别络、浮络及孙络。如张志聪《黄帝内经素问集注》中所记载："盖络乃经脉之支别，如肺之经脉，循鱼际尺泽腋之间，即其间见之络脉，乃肺之络。"狭义之肺络是指分布于肺系之中的络脉。肺居胸中，主气司呼吸，朝百脉主治节，是参与血液循环的重要脏器，《素问·经脉别论》："食气入胃，浊气归心，淫精于脉。脉气流经，经气归于肺，肺朝百脉……行气于府，府精神明，留于四藏。"即百脉朝会于肺，通过肺呼出浊气，吸入清气，并在宗气的作用下"浊气归心、行气于府"，将自然界的清气"输精于皮毛。毛脉合精"。肺主宣肃，《灵枢·决气》说："上焦开发，宣五谷味，熏肤、充身、泽毛，若雾露之溉，是为气"，即指肺之宣发功能而言；其肃降功能有助气机之下降，保持脏腑之间气机的协调运动，《素问·经脉别论》中有"上归于肺，通调水道，下输膀胱，水精四布，五经并行"之论，同时肺气下行归根于肾，与肾主"纳气"共同完成呼吸运动，并合胃气之和降，以实现"通调三焦水道"，协助水液代谢及排出。故在《类证治裁·喘证论治》提出"肺为气之主，肾为气之根，肺主出气，肾主纳气，阴阳相交，呼吸乃和。"

综上所述并结合肺络的生理特性和功能，以虚实病机分类为总纲，本书将肺络病机分为络伤肺虚、肺络失约和邪伏肺络三大类。

1. 络伤肺虚证

（1）络伤气虚证：肺为人体气体交换场所，所聚宗气又主宰着人体的生理活动，《灵枢·邪客》有云："宗气积于胸中，出于喉咙，以贯心脉，而行呼吸焉"，所以络气一虚则出现肺络不荣之证，正如《灵枢·本神》所言"肺气虚，则鼻塞不利少气"。故当络伤气虚时则表现为气短少气，咳喘无力，动则益甚，咳痰清薄，声低语怯，时有神疲倦怠，面白，自汗恶风，舌淡苔白，脉弱或右寸脉大。

（2）络伤阴虚证：肺阴亏虚为主要临床表现，兼有虚热伤络的表现。肺为娇脏，肺阴不足易致虚热内生，相傅无制，龙雷之火上灼肺络，同时水道失调，肾水无以上灌于肺，津为热灼则为干咳少痰，或痰少而黏稠，肺络受灼，络伤血溢则痰中带血，咽干，身形消瘦，五心烦热，午后潮热，盗汗颧红，《内经》所谓"有所劳倦，形气衰少，谷气不盛，上焦不行"，张仲景也在《金匮要略·肺痿肺痈咳嗽上气病脉证治》列出了虚热肺痿的名方，当见到"咳逆上气，咽喉不利"时应"止逆下气"用麦门冬汤治之。故临床表现为声嘶咽干，身形消瘦，五心烦热，干咳，少痰或质地黏稠，不易咯，痰中或带血，或有午后潮热，盗汗，颧红，舌红苔薄，脉细数或弦细。

（3）络伤血虚证：当血液不充，血行迟滞所表现的一类证候则为血虚证。而由于肺之血络以行营血，养本脏，化生神气，故络伤血虚证多伴有络脉气虚，故表现为肺络气血两虚的证候。同时络脉之中血少行迟，多兼见瘀滞的表现。还有，络脉空虚，外邪易中，而从整体来讲，络伤血虚其临床表现也是错综复杂的。主要表现有：咳而无力，无痰或少痰，面色淡白或萎黄，唇舌爪甲色淡，鼻干，嗅觉减退，鼻内黏膜萎缩，头晕目眩，上肢麻木，轻度疼痛，蚁行感，或感觉过敏，或局限性的乏力，舌淡，脉细。

2. 肺络失约证

（1）肺络壅塞证：《内经》曰："风者，百病之始也"，在《素问·咳论》中又有"皮毛者肺之合也。皮毛先受邪气，邪气以从其合也……从肺脉上至于肺……邪因而客之"，叶天士在《临证指南医案·卷五》提出"盖六气之中，惟风能全兼五气，如兼寒曰风寒……兼燥曰风燥，兼火曰风火"所以足见风、寒、热、燥之邪最易伤人肺络，故仲景提出"若人能养慎，不令邪风干忤经络……即医治之。"

在临床上络受风寒之邪表现为微恶寒，轻度发热，可兼有咳嗽，咳痰，痰白质稀，鼻塞流清涕，无汗，舌苔白，脉浮紧；风热之邪伤络者表现为咳嗽，咳痰，痰稠色黄，鼻塞流黄浊涕，身热，口干咽痛，舌尖红，苔薄黄，脉浮数或弦数；燥邪伤络者表现为干咳无痰或少痰，黏稠难咯，口唇干燥，鼻目干涩，或有胸痛咯血，舌红苔白或黄，脉数或大。

（2）肺络绌急证：《素问·举痛论》曰："脉寒则缩踡，踡则脉绌急，绌急则外引小络，故卒然而痛。"寒邪侵袭络脉导致络脉废而不用，络脉缩踡，加之内有伏痰（《不居集》：伏痰，略有感冒，便发哮嗽，呀呷有声），外邪引动，痰随气升，气因痰阻，因于寒性收引，故肺络拘急不舒，伴有形寒肢冷，面色晦黯或青紫，口唇发绀，舌紫暗苔白滑，脉滑数或弦数，其喉间"呀呷"音或者"水鸡"音。因先天禀赋，胎养不利，劳逸失常等因素造成体质差异导致了肺络对某些外邪出现"质化"（外邪入侵人体发病之后，疾病的演变随着人体气血阴阳的偏盛与偏衰的差异，而发生病证性质变化)。正如《灵枢·论勇》中所讲:"黄色薄皮弱肉者,不胜春之虚风;白色薄皮弱肉者,不胜夏之虚风;青色薄皮弱肉,不胜秋之虚风;赤色薄皮弱肉,不胜冬之虚风也……长夏至而有虚风者,病矣……其皮厚而肌肉坚者,必重感于寒,外内皆然,乃病。"所以肺络绌急的主要临床表现是:呼吸气促,喉间可闻及哮声,或有胸闷憋气,气短不足以息,或咳嗽不止,伴有或不伴有胸闷烦满,汗出,面赤,可见口唇发绀,甚则脉络怒张,奇脉走形,舌紫暗,苔白滑,脉沉紧或弦紧,甚则浮数。

(3)肺络弛张证:"弛张"顾名思义即为松弛失约,叶天士在《临证指南医案》提出了"近因劳烦,令阳气弛张,致风温过肺卫以扰心营。欲咳心中先痒,痰中偶带血点。不必过投沉降清散,以辛甘凉理上燥,清络热"的观点,故肺络弛张是一种肺本络因某些致病因素而致松弛失约,而致咳喘迁延不愈等症状。其致病因素包括痰饮伏肺、寒气上逆、温邪犯肺、素体禀赋不足(叶天士所言"襁褓吸入温邪")或久病肺虚等病因,致肺不敛降,气还络间,络气胀满,肺络弛张,每因复感外邪诱使病情发作或加剧。正如《医醇賸义》中所总结的:"肺为气之脏,居于至高……肺气壅塞……故虚满而喘咳。"故其临床表现多为久咳气喘,气短不足以息,咳唾黏痰或脓痰,胸膺呈桶状,乏力纳差,甚则烦躁目脱,舌淡无苔,脉浮大。

(4)络破肺伤证:百脉朝会于肺,肺中亦布满脉络,故肺络为多气多血之络,气血阴阳交感较其他络脉为甚,若邪气使肺失清肃,损伤络脉则会造成咳嗽咯血,其轻者常见痰中带血,重则纯血鲜红量大,甚则危及生命。不同致病邪气所致络破肺伤的表现并不相同:伤于燥邪则常见咳痰量少黏稠,痰中带血;毒热内侵则咯血紫黯甚则色如铁锈,腥臭异常;痰热损肺者表现为咳黄浓痰带血或咯血势急量大;阴虚内热伤及肺络者主要表现为咳嗽咯血并伴有胸闷气促,五心烦热,夜间盗汗等表现。总的来说,肺本脏之阴络数量极多、管腔细小,络网密集,故本络损伤之时总体表现为咳嗽咯血或痰血相兼,或纯血鲜红,夹有泡沫,或咳吐大量脓血痰,腥臭异常。

3. 邪伏肺络证

(1)痰凝肺络证:中医学认为"脾为生痰之源,肺为贮痰之器",可见痰浊之邪易集聚于肺本络,造成清气在络脉中无法自由汇为宗气,故《金匮要略·痰饮咳嗽病脉证并治》所言:"饮后水流在胁下,咳唾引痛,谓之悬饮。"以及《素问·生气通天论》提出"秋伤于湿,上逆而咳,发为痿厥。"仲景在《伤寒论》记载阳虚水泛上逆而咳,"少阴病,二三日不已,至四五日,腹痛、小便不利,四肢沉重疼痛,自下利者,此为有水气。其人或咳,或小便利,或下利,或呕者,真武汤主之。"使用了真武汤以温阳化饮，无不印证了临床痰凝肺络证所表现的咳嗽，胸闷，咳而加重，痰多而黏，色白易咯，或黄稠量多，或咳唾清稀涎唾，时有发热口渴，饥不欲食，手足麻木痿软，二便不利，舌淡苔白腻，脉滑。

（2）血瘀肺络证：因于卫外不固，温邪由口鼻或皮毛而入，侵袭肺卫，致肺热气闭，肺络痹阻，肺失宣肃，外邪入里化热，损伤肺本络使肺本络缩蹙，热邪熏蒸，血瘀于络，内外合邪使肃降无权，最终导致"肺热络瘀"的发生。甚则出现"肺虚络瘀"，原因在于首先肺通过其宣发、肃降的功能将卫气输布于全身以发挥其"温分肉，充皮肤，肥腠理，司开阖"的作用，来保护温煦营养机体，根据前文所述由于禀赋不足、后天失养或邪毒侵袭而使卫气受损，卫气不固从而致使肺气虚，促使邪气稽留于体内，正邪反复交争而致肺气更虚，推动无力，宣肃不利，导致津液与血液运行不利，壅滞于肺络；再有热灼伤肺络，脾气受损，脾虚不运，子盗母气，凝津成痰，痰阻气机，气机不畅，郁而化火，郁火损伤肺络；或有卫气失于温煦，肺中清冷，无以温化津液，水液停滞生成痰浊而使肺络郁闭而最终产生痰瘀气阻的一系列病理变化，所谓"无虚不滞"。最终因肺虚及肾导致肾气不纳，气浮于上而致虚喘动甚，阴损及阳，心阳失主，阳气受累，阴阳两虚，以致水气凌心的喘脱，终至肺肾心之元气暴脱，神明失用，呼吸殆停。正如喻昌在《医门法律·肺痿肺痈门》所说："肺痿者，其积渐已非一日，其寒热不止一端，总由肾中津液不输于肺，肺失所养，转枯转燥，然后成之。"其临床表现久咳，咳而无力，痰白；气短喘促，动则喘甚，吸气尤难；或痰中带血，咽干或声嘶，时有胸闷、乏力，腰膝酸软，耳鸣耳聋，头晕眼花，舌暗红或有瘀斑，脉虚弱或沉细，尺弱或涩，久病患者可见胸痛，伴有呼吸喘促，口唇发绀，甚至猝死。

（3）肺络成积证：《难经·五十六难》："肺之积，名曰息贲。在右胁下，覆大如杯。久不已，令人洒淅寒热，喘咳。"杨玄《难经集注》中对《难经》解释曰："息，长也。贲，鬲也。言肺在鬲也，其气不行，渐长而通于鬲，故曰息贲。一曰：贲，聚也，言其渐长而聚蓄"。其脉形可见于《灵枢·邪气藏府病形》："肺脉急甚，为癫疾……微大，为肺痹……滑甚，为息贲上气"。由古代文献可见"肺络成积证"与今世肺部肿瘤的病理表现有相似之处，故当"病久入络"未及时医治或素体禀赋不足等原因使邪气集聚在肺络，如《血证论·瘀血》说："瘀血在经络脏腑间，则结为癥瘕"，出现癥瘕结于肺络临床表现为喘、胸闷、憋气，眼闭不欲睁开，健忘，或有恶寒发热，干咳少痰，或咯血，形体消瘦，气急乏力，口咽唇干燥，皮肤有针刺感或蚁行感，舌暗红少津，脉细数或滑数；甚则咳嗽持续不解，痰液甚多，胸闷气急，逐渐加重。

（4）热毒滞络证：何为"毒"？在中医学中"毒"的概念比较宽泛，泛指一切峻猛邪气，大致可包括某些药物的药性或药物非常规计量，在《素问·脏气法时论》曰："毒药攻邪，五谷为养，五果为助"；以及自然界中的致病因素或者与其相关的病理产物。《临证指南医案》中提出"邪窒既久，壅而成毒"以及"口鼻吸入秽浊。自肺系渐干心胞络……疫毒传染之症"。再有某些病症，如温毒、丹毒、疮疡、肿毒等。在《临证指南医案》中记载"顺传经络者……必熏塞经络内窍……须得芳香。气血久郁。必致疡毒内攻。"在临床上无论是外界毒邪直袭机体还是邪侵蕴久成毒，都会影响脏腑功能及气血运行，就肺而言，在生理上，"肺为娇脏"且肺开窍于鼻，毒邪从鼻入直袭肺络，故外来毒邪最易损伤肺络；在病理上，因风寒燥火以及痰浊易损伤肺络，同时毒邪入侵而内外合邪出现蕴久成毒之象。其邪深入血络，络气痹阻，气机壅滞，升降出入失司。喘咳频作，痰瘀胶结，痹阻络脉，蕴久化为热毒，毒损肺络，耗伤正气，败坏形体，继而又常加重病情，使得络病病势缠绵，病情迁延，渐成久病痼疾。所以《临证指南医案》中提出"热病之瘀热，留络而为遗毒"明确了毒损肺络的严重性。故临床常见起病急骤，突然寒战高热，咳嗽气急，继则高热或但热不寒，气促胸满，喘急鼻煽，咳痰黄稠或铁锈色，或痰中带血，舌红绛，苔黄，脉数。

第二节　肺络病治法方药

一、肺络病治法

对络病的治疗必须本着"络病必通，寓通于补"的治疗原则，《灵枢·经脉》记载"经脉十二者，伏行分肉之间，深而不见；其常见者，足太阴过于外踝之上，无所隐故也。诸脉之浮而常见者，皆络脉也。"可见络脉纵横别出，网状分布，不仅沟通联络脏腑器官，更通行气血以达体末，正是由于络脉对人生命活动的重要意义也决定了其分布广泛，逐级细分，如江河之细流，山川之草木，其"阴阳相贯，如环无端"的特点导致了其病理上易虚易滞的"不通"特点。所以根据其病理表现临床上必须本着"络病必通，寓通于补"的治疗原则。

"以辛为通"，《内经》中明确记载"辛先入肺""辛主右手之太阴"，表明辛味为太阴肺之引经之味，同时《素问·至真要大论》中有"风淫于内，治以辛凉，佐以苦；以甘缓之，以辛散之"表明了风邪袭表必用辛凉，仲景在《伤寒论》治疗咳喘的"小青龙汤"中使用了著名的"姜辛夏"配伍更增添了辛药治肺络的临床依据，在《药品化义》中记载："细辛，若寒邪入里，而在阴经者，以此从内托出……合通窍汤，散肺气而通鼻窍。"后世叶桂发展内经理论在《临证指南医案》中提出"肺合皮毛而主气，故云在表。初用辛凉轻剂。"同时叶天士也是善用辛药治络病的著名医家，其整合前人理论及自身经验提出了"攻坚垒，佐以辛香，是络病大旨"。根据络病特点，当邪蕴络脉之时，单纯补气活血之药无以速达，而致邪滞日久，传变迅速而难以治愈，反之以辛药为引，借其辛凉走行之气，不仅可透络达邪，更可"开结气，达百骸"。故络气不通，常用檀香、薤白、乌药、沉香等辛香通络之品；若寒闭络脉则咳用桂枝、麻黄、细辛、半夏、生姜等药物辛温通络；若血瘀络脉则可用归尾、桃仁等。

1. 取类比象　藤类植物生长之时纵横交错，犹如网络，因其形似络脉，根据中医"取类比象"的辨证用药方法，取藤盘旋蔓延之势，而入络祛邪，对于络病日久不愈之人可用藤类药物治疗。正如《本草便读》所言：凡藤类之属，皆可通经入络。

2. 以虫通络　虫类药物是中医治疗肺络疾病的特色用药，在《临证指南医案·积聚》篇提出"初为气结在经，久则血伤入络"的说法，说明肺络病由功能性疾病逐渐转变的过程，终成"久病入络"，或气滞血瘀，或有气虚血瘀，或有痰浊内阻等多种病机，此时使用草木之品疏导络气已无速效，更无法引补气之药入络而致久病久痛久瘀，此病情危急之时，必佐用搜剔经络的虫类药，借虫类蠕动，嗜血之性，走窜攻冲，搜剔络中痰瘀，斡旋阳气，使血络通并引补药入。仲景在《金匮要略》中指出"病疟，以月一日发，当以十五日愈"，使用鳖甲煎丸，《古方选注》注释："本方都用异类灵动之物，若水陆，若飞潜，升者降者，走者伏者咸备焉。但恐诸虫扰乱神明，取鳖甲为君守之，其泄厥阴破癥瘕之功，有非草木所能比者。"在《金匮要略·血痹虚劳病脉证并治》中又提出因"五劳虚极羸瘦"而导致"干血阻络"治以大黄䗪虫丸，叶天士在《临证指南医案》中盛赞仲景用药之独到："气血交乱。病必旋发……总之未能讲究络病工夫，考仲景于劳伤血痹诸法，其通络方法，每取虫蚁迅速飞走诸灵。俾飞者升，走者降，血无凝着，气可宣通"。王清任创立了著名方剂"补阳还五汤"，本方证系由正气亏虚，瘀血阻络所致，治当补气活血通络。方中重用黄芪以补气，使气旺血亦行，祛瘀而不伤正，地龙活血通络，其功效不在于祛瘀，而在于通络。在临床上尤其以肺络绌急证和络息气贲证最为紧急，急当治以搜风通络之药，常用地龙、水蛭、全蝎、蜈蚣、蜂房等药物。同时叶天士还提出治疗络病必须"缓攻，不致重损""通补最宜""柔温辛补"，教导后人时刻不忘寓通于补，在使用通络药物之时不忘益气补血，养阴填精，荣络养气。思量用药当需医者临证加减。

3. 其他特色治疗

（1）足浴：《灵枢·小针解》："节之交三百六十五会者，络脉之渗灌诸节者也。"指出全身的三百六十五穴，为络脉将气血渗灌全身各部的通会之处。足太阴脾经、足少阴肾经等经脉都循行足部，使用活血通络中药足浴有助于促进足部的血液循环，同时改善肺、脾、肾的功能，有助于平喘、化痰、止咳降逆。

（2）耳穴压籽：《灵枢·口问》中说："耳者，宗脉之所聚也"，《难经·四十难》说："肺主声，故令耳闻声"。因为耳是全身经脉汇聚之处，所以可通过刺激穴位来达到调节脏腑器官、治疗疾病的目的。耳穴压籽具有简单易学，经济实用的优点值得临床推广。肺络疾病一般具有时间长、病情缠绵等特点，所以尤其适宜耳穴治疗。消毒耳郭后，用耳穴探针点压穴位，取患者感觉最痛处，用王不留行贴压耳轮 9～12 区、风溪、角窝中、耳屏区、气管、肺、耳背肺等耳穴并轻揉王不留行 1～3 分钟，一日多次，以达到活血通络的作用。

（3）推拿：儿童肺络疾病主要与肺、脾、肾功能联系紧密。因喂养失宜，造成胃纳失和或肺脾两虚又复感外邪，或外邪侵表，迅速传变成失治、误治、延治，导致脾胃功能损伤，功能低下，又复感外邪。因钱乙提出小儿"五脏六腑，成而未全，全而未壮"，故不宜使用辛通走窜药物治疗，而且其病理上又有"易虚易实，易寒易热"、传变迅速等特点，治疗上又必须选用既行之有效又不伤脏腑之法。推拿手法不仅操作简单而且疗效显著，临床常用百会、大椎、心俞、肺俞、脾俞、肾俞、命门等穴位配合捏脊手法以补脾经，健脾和胃，益肾纳气，培土生金，培元固本从而达到调理脏腑气血，疏通气络的目的。

（4）眼针：彭静山教授以眼与经络的联系为理论基础，结合自己数十年的临床经验，通过对一万多病例的观察和潜心研究，在临床实践中逐步探索总结出来眼针疗法。《灵枢·邪气脏腑病形》说："十二经脉，三百六十五络，其气血皆上于面而走空窍，其精阳气上走于目而为睛。"《素问·五脏生成》说："诸脉皆属于目"，这都说明了眼睛通过经络与脏腑紧密相连，《证治准绳》中同样提到"目形类丸，瞳神居中而前，如日月之丽东南而晚西北也，内有大络六，谓心、肺、脾、肝、肾、命门各主其一；中络八，谓胆、胃、大小肠、三焦、膀胱各主其一；外有旁支细络莫知其数，皆悬贯于脑……故凡病发，则有形色丝络显现，而可验内之何脏腑受病也……"操作方法：使患者平卧闭眼，医生指压住眼球，持 1 寸毫针刺入双上焦区、双肺区，进针要快，不捻转，不提插，不"得气"者可将针稍提出一点重新调整后轻轻刺入。

除此之外临床上还有针刀松解肺俞，缩唇腹式深呼吸运动，肺部叩打，易筋经导引，中药擦浴，中药雾化等形式来治疗肺络疾病。

因肺络病复杂的证候表现和疾病临床症状的错综复杂，所以本文对络病辨证及治法的简单总结明显不足，但络病的辨证体系的建立有利于临床把握广泛存在于内伤杂病和外感重症中的络病这一病理状态的形成原因、病程阶段、病理类型、病机转趋等，对临床治疗络病病变特别是在治疗肺络病的应用上提供了理论基础，具有重要的理论指导意义和临床实践意义。随着理论的日臻完善络病学的理论建设一定会取得辉煌的成就。

二、肺络病用药

肺络病变常用中药

根据肺络病变的常见病机及证治分型，将常见的治疗肺络病变的中药分为宣肺通络、清络化瘀、祛痰通络、理肺通络、补虚荣络五类。

1. 宣肺通络药　根据中药"四气五味"理论，辛味"能散、能行"，即是说辛味药具有辛香走窜、行气通络的作用，正如叶天士所言"络以辛为泄"，指明了辛味药对疏通络脉具有重要的作用。肺司呼吸，又主人体一身之气，具有宣发肃降的生理功能，当各种病因伤及肺络，影响肺的宣发肃降功能，就会导致肺络病变的发生，此时，选用辛味通络药能够起到宣肺行气通络的作用，使肺络通，则肺络病变自除。

（1）麻黄

【药性】辛、微苦，温。归肺、膀胱经。

【功效】发汗解表，宣肺平喘通络，利水消肿。

【药论】

1)《医学衷中参西录》："于全身脏腑经络，莫不透达，而又以逐发太阳风寒为其主治之大纲。"

2)《本草纲目》："麻黄乃肺经专药，故治肺病多用之。"

【主治】

1) 治疗风寒外束，腠理闭塞的外感风寒表实证，每与桂枝相须为用，以增强发汗解表散寒之功，如麻黄汤（《伤寒论》）。

2) 治疗风寒外束，肺气壅遏之咳喘实证，常配伍杏仁、甘草，如三拗汤（《太平惠民和剂局方》）。若痰饮内伏，又复感风寒，导致咳嗽气喘、痰多清稀者，常配伍细辛、干姜、半夏等，如小青龙汤（《伤寒论》）。

3) 治疗风邪袭表，风水相搏，肺失宣降的水肿、小便不利兼有表证者，每与生姜、石膏、甘草等同用，如越婢汤（《金匮要略》）。

【现代研究】

1）化学成分：主要成分为麻黄碱，并含有少量伪麻黄碱、挥发油、黄酮类化合物、麻黄多糖等。

2）药理作用：麻黄挥发油有发汗作用，麻黄碱能使处于高温环境中的人汗腺分泌增多增快。麻黄挥发油乳剂具有解热作用。麻黄碱和伪麻黄碱均有缓解支气管平滑肌痉挛的作用。伪麻黄碱具有明显的利尿作用。

（2）桂枝

【药性】辛、甘，温。归肺、心、膀胱经。

【功效】发汗解肌，宣畅肺络，温通经脉，助阳化气。

【药论】

1）《本草经疏》："实表祛邪。主利肝肺气，头痛，风痹骨节疼痛。"

2）《本经疏证》："桂枝能利关节，温经通脉，此其体也……盖其用之道有六：曰和营，曰通阳，曰利水，曰下气，曰行瘀，曰补中。"

【主治】

1）治疗外感风寒、表实无汗者，常与麻黄同用，以宣肺通络，发散风寒，如麻黄汤（《伤寒论》）；若外感风寒、表虚有汗者，常与白芍同用，以调和营卫、发汗解肌，如桂枝汤（《伤寒论》）。

2）治疗胸阳不振，心脉瘀阻，胸痹心痛者，常与枳实、薤白同用，如枳实薤白桂枝汤（《金匮要略》）；若妇女寒凝血滞，月经不调，经闭痛经，多与当归、吴茱萸等同用，如温经汤（《金匮要略》）。

3）治疗脾阳不运，水湿内停所致的痰饮眩晕、心悸、咳嗽者，常与茯苓、白术同用，如苓桂术甘汤（《金匮要略》）；若膀胱气化不行，水肿、小便不利者，每与茯苓、猪苓、泽泻等同用，如五苓散（《伤寒论》）。

4）治疗心悸、脉结代属心阳不振，不能宣通血脉者，多与甘草、人参、麦冬等同用，如炙甘草汤（《伤寒论》）。

【现代研究】

1）化学成分：本品含挥发油，其主要成分是桂皮醛等。另外，尚含有酚类、有机酸、多糖、苷类、香豆精及鞣质等。

2）药理作用：桂枝水煎剂及桂皮醛有降温、解热作用。桂枝煎剂及乙醇浸液对金黄色葡萄球菌、白色葡萄球菌、伤寒杆菌、常见致病皮肤真菌等均有抑制作用。挥发油有止咳、祛痰作用。

（3）生姜

【药性】辛，温。归肺、脾、胃经。

【功效】解表散寒，温中止呕，宣肺通络止咳。

【药论】《名医别录》："主伤寒头痛鼻塞，咳逆上气。"

【主治】

1）治疗风寒感冒，多作为辅助之品，与桂枝等辛温解表药同用，增强发汗解表之力。

2）治疗脾胃虚弱者，可与白术、人参等补益脾气之药同用。

3）治疗痰饮呕吐者，常配伍半夏，如小半夏汤（《金匮要略》）。

4）治疗风寒客肺，痰多咳嗽者，可与麻黄、杏仁同用，如三拗汤（《和剂局方》）。

【现代研究】

1）化学成分：本品含挥发油，油中主要为姜醇、柠檬醛、芳香醇等，尚含有辣味成分姜辣素。

2）药理作用：生姜能促进消化液分泌，保护胃黏膜，具有抗溃疡、保肝、利胆、抗炎、解热、抗菌、镇痛、镇吐等作用。其醇提物能兴奋血管运动中枢、呼吸中枢、心脏。

（4）细辛

【药性】辛，温。有小毒。归肺、肾、心经。

【功效】辛温散寒，宣肺通络，祛风止痛，温肺化饮。

【药论】《本草正义》："细辛，芳香最烈，故善开结气，宣泄郁滞，而能上达巅顶，通利耳目，旁达百骸，无微不至，内之宣络脉而疏通百节，外之行孔窍而直达肌肤。

【主治】

1）治疗外感风寒，头身疼痛较甚者，常与羌活、防风、白芷等祛风止痛药同用，如九味羌活汤（《此事难知》）；治疗阳虚外感，恶寒发热，无汗，脉反沉者，可配伍麻黄、附子，如麻黄附子细辛汤（《伤寒论》）。

2）治疗外感风邪，偏正头痛，常与川芎、白芷、羌活同用，如川芎茶调散（《太平惠民和剂局方》）；治疗风寒湿痹，腰膝冷痛，常配伍独活、桑寄生、防风等，如独活寄生汤（《备急千金要方》）。

3）治疗鼻渊等鼻科疾病之鼻塞、流涕、头痛者，常与白芷、苍耳子、辛夷等配伍。

4）治疗外感风寒，水饮内停之恶寒发热、无汗、咳喘、痰多清稀者，每与麻黄、桂枝、干姜等同用，如小青龙汤（《伤寒论》）。

【现代研究】

1）化学成分：含挥发油，其主要成分为甲基丁香油酚、细辛醚、黄樟醚等多种成分。另含N-异丁基十二碳四烯胺、消旋去甲乌药碱、谷固醇、豆固醇等。

2）药理作用：细辛挥发油、水及醇提取物分别具有解热、抗炎、镇静、抗惊厥及局麻作用；大剂量挥发油可使中枢神经系统先兴奋后抑制。所含消旋去甲乌药碱有强心、扩张血管、松弛平滑肌、增强代谢及升高血糖等作用。

2. 清络化瘀药　肺为多气多血之脏，主一身之气，又朝百脉而助心行血。若各种原因导致肺失宣降，或肺中血行瘀滞，都将会引起肺络不通而形成肺络病变。如热邪积聚于肺络，可造成肺络瘀热互结，继而形成肺络瘀滞。此类药物主要是通过清肺化瘀之法，清肺热，散络瘀，以治疗肺络病证。

（1）薏苡仁

【药性】甘、淡，凉。归肺、脾、胃经。

【功效】清络化瘀，利水渗湿，健脾，除痹。

【药论】《本草纲目》："薏苡仁，阳明药也，能健脾益胃。虚则补其母，故肺痿、肺痈用之。筋骨之病，以治阳明之本，故拘挛筋急、风痹者用之。土能胜水除湿，故泄泻、水肿用之。"

【主治】

1）治疗肺痈胸痛，咳吐腥臭脓痰，甚则脓血相兼者，常与苇茎、冬瓜仁、桃仁等药同用，如苇茎汤（《千金方》）；治疗肠痈，可与附子、败酱草、丹皮同用，如薏苡附子败酱汤（《金匮要略》）。

2）治疗脾虚湿盛之水肿腹胀，小便不利者，多与茯苓、白术、黄芪等同用；治疗脚气浮肿，可与防己、木瓜、苍术等药同用。

3）治疗脾虚湿盛之泄泻，常与人参、茯苓、白术等药同用，如参苓白术散（《和剂局方》）。

4）治疗湿痹而筋脉拘挛疼痛者，常与独活、防风、苍术同用，如薏苡仁汤（《类证治裁》）；治疗湿温初起或暑湿伏于气分，头痛恶寒，胸闷身重者，可与杏仁、白豆蔻、滑石等同用，如三仁汤（《温病条辨》）。

【现代研究】

1）化学成分：本品含脂肪油、薏苡仁酯、薏苡仁内酯，薏苡多糖 A、B、C 和氨基酸等。

2）药理作用：薏苡仁煎剂、醇及丙酮提取物对癌细胞有明显抑制作用。薏苡仁内酯对小肠有抑制作用。其脂肪油能使血清钙、血糖量下降，并有解热、镇静、镇痛作用。

（2）鱼腥草

【药性】辛，微寒。归肺经。

【功效】清络化瘀，清热解毒，利尿通淋。

【药论】《本草经疏》："治痰热壅肺，发为肺痈吐脓血之要药。"

【主治】

1）治疗痰热壅肺，胸痛，咳吐脓血，常与桔梗、芦根、瓜蒌等药同用；治疗肺热咳嗽，痰黄气急者，常与黄芩、贝母、知母等药同用。

2）治疗外痈疮毒，可与蒲公英、野菊花、金银花等药同用。

3）治疗膀胱湿热，小便赤涩疼痛者，可与车前草、白茅根、海金沙等药同用。

【现代研究】

1）化学成分：含有鱼腥草素、挥发油、槲皮苷、氯化钾等。

2）药理作用：本品能增强白细胞吞噬能力，提高机体免疫力，并有抗炎作用。所含槲皮素及钾盐能扩张肾动脉，增加肾动脉血流量，因而有较强的利尿作用。此外，还有镇痛、止血、促进组织再生和伤口愈合以及镇咳等作用。

3. 祛痰通络药　肺主宣发肃降，有通调水道的功能，当多种原因导致肺失宣肃，水道失调，水液不能得到正常输布，反而变生痰浊。痰一旦形成后，便成为新的致病因素，继而导致肺络不通，加重肺络病变。因此，选用祛痰通络药及时除去阻隔于肺络之痰浊，能够起到改善肺络病变的作用。根据体质的不同，痰可从热化或寒化，故此类药物包括祛寒痰药和化热痰药。

（1）竹沥

【药性】甘，寒。归肺、心、肝经。

【功效】豁痰通络，清热定惊。

【药论】

1）《本草正义》："竹沥行痰，通达上下百骸毛窍诸处，如痰在巅顶可降，痰在胸膈可开，痰在四肢可散，痰在脏腑经络可利，痰在皮里膜外可行。"

2）《本经逢原》："竹沥善透经络，能治筋脉拘挛，痰在皮里膜外，筋络四肢，非竹沥不能化之。"

【主治】

1）治疗痰热咳喘，痰稠难咯，顽痰胶结者，常配伍半夏、黄芩等，如竹沥达痰丸（《沈氏尊生书》）；若痰火上壅胸膈，多与天竺黄、桑白皮、杏仁等配伍，如竹沥涤痰汤（《通俗伤寒论》）。

2）本品入心肝经，善涤痰泄热而开窍定惊，治疗痰热阻闭清窍，中风口噤，昏不知人，如《备急千金要方》单用本品灌服；若中风不语，半身瘫痪，可与天南星、半夏、枳实等同用，如竹沥化痰丸（《万病回春》）。

【现代研究】

1）化学成分：含有 10 余种氨基酸、葡萄糖、果糖、蔗糖，以及愈创木酚、甲酚、苯酚、甲酸、乙酸、苯甲酸、水杨酸等。

2）药理作用：竹沥具有明显的镇咳、祛痰作用，但无平喘解热作用，其止咳的主要成分为氨基酸。有增加尿中氯化物及增高尿糖的作用。

（2）桔梗

【药性】苦、辛，平。归肺经。

【功效】宣肺止咳，祛痰通络，利咽开音，消痈排脓。

【药论】《珍珠囊药性赋》："其用有四：止咽痛，兼除鼻塞；利膈气，仍治肺痈；一为诸药之舟楫；一为肺部之引经。"

【主治】

1）治疗风寒咳嗽，痰多清稀者，可配伍紫苏、杏仁，如杏苏散（《温病条辨》）；风热咳嗽，痰黏难咯，胸闷不畅者，常配伍桑叶、菊花、杏仁等，如桑菊饮（《温病条辨》）。

2）治疗外邪犯肺，咽痛失音者，可配伍甘草、牛蒡子等，如桔梗汤（《金匮要略》）。治疗咽喉肿痛，热毒炽盛者，可配伍射干、马勃、板蓝根等以清热解毒利咽。

3）治疗肺痈咳嗽胸痛，咳痰腥臭者，可配伍甘草使用，如桔梗汤（《金匮要略》）。

4）本品还可开宣肺气而通二便，治疗癃闭、便秘。

【现代研究】

1）化学成分：含有多种皂苷，主要为桔梗皂苷，多种混合皂苷经完全水解所产生的皂苷元有桔梗皂苷元、远志酸，以及少量的桔梗酸。另外，还含有菊糖、植物固醇等。

2）药理作用：所含的桔梗皂苷对口腔、咽喉部位、胃黏膜的直接刺激，反射性地促使支气管黏膜分泌亢进从而使痰液稀释，易于排出；桔梗有镇咳作用，有增强抗炎和免疫作用，其抗炎强度与阿司匹林相似；桔梗皂苷有镇静、镇痛、解热作用，又能降血糖，降胆固醇，松弛平滑肌。

（3）天南星

【药性】苦、辛，温。有毒。归肺、肝、脾经。

【功效】祛痰通络，祛风解痉，散结消肿。

【药论】

1）《开宝本草》："主中风，麻痹，除痰，下气，破坚积，消痈肿，利胸膈，散血堕胎。"

2）《本经逢原》："南星、半夏皆治痰药也。然南星专走经络，故中风、麻痹以之为向导；半夏专走肠胃，故呕吐、泄泻以之为向导。"

【主治】

1）治疗痰湿阻肺，咳喘痰多，胸膈胀闷，常与半夏、陈皮、枳实配伍使用，如导痰汤（《传信适用方》）；治疗痰热咳嗽，可配黄芩，如小黄丸（张洁古《保命集》）。

2）治疗风痰壅盛，闭阻清阳，眩晕呕吐者，常与天麻、半夏等配伍，如化痰玉壶丸（《太平惠民和剂局方》）；治疗破伤风角弓反张，痰涎壅盛，可配白附子、天麻、防风等，如玉真散（《外科正宗》）。

3）治疗毒热壅盛，痈疽疮疖，牙龈溃烂，毒蛇咬伤等，常与雄黄、麝香配伍外敷，如天南星散（《圣济总录》）。

【现代研究】

1）化学成分：本品含有三萜皂苷、苯甲酸、氨基酸、D-甘露醇等。

2）药理作用：煎剂具有祛痰、抗惊厥、镇静、镇痛作用；天南星具有抗癫痫的作用。

（4）白芥子

【药性】辛，温。归肺、胃经。

【功效】化痰通络，温肺利气，散结止痛。

【药论】

1）《本草求真》："辛能入肺，温能散表，痰在胁下皮里膜外，得此辛温以为搜剔，则内外宣通，而无阻隔窠囊留滞之患矣。"

2）《本草纲目》："利气豁痰，除寒暖中，散肿止痛。治喘嗽反胃，痹木脚气，筋骨腰节诸痛。"

【主治】

1）治疗寒痰壅肺，咳喘胸闷，痰多难咯，可配紫苏子、莱菔子，如三子养亲汤（《韩氏医通》）；若痰饮停滞胸胁，喘咳胸满胁痛，可与甘遂、京大戟配伍，如控涎丹（《三因极一病证方论》）。

2）治疗痰湿流注所致的阴疽肿毒，常配鹿角胶、肉桂、熟地黄等，以温阳化滞，消痰散结，如阳和汤（《外科全生集》）；若治痰湿阻滞经络之肢体麻木或关节肿痛，可配马钱子、没药等，如白芥子散（《校注妇人大全良方》）。

【现代研究】

1）化学成分：含有芥子油苷、白芥子苷，还含有脂肪油、芥子碱、芥子酶及数种氨基酸。

2）药理作用：小剂量能引起反射性气管分泌增加，而有恶心性祛痰作用，白芥子苷水解后的产物白芥油有较强的刺激作用，可致皮肤充血、发疱。

4. 理肺通络药　肺为娇脏，不耐寒热，寒热之邪，无论外感或内伤，都易犯肺，蕴于肺络，导致肺宣降失常，形成肺络病变。此类药物主要是通过祛除肺络中之寒热邪气，起到通肺络的作用，以治疗肺络病证。

（1）干姜

【药性】辛，热。归肺、脾、胃、肾、心经。

【功效】温肺通络，散寒止痛，温化痰饮。

【药论】《珍珠囊》："干姜其用有四：通心阳，一也；去脏腑沉寒痼冷，二也；发诸经之寒气，三也；治感寒腹痛，四也。"

【主治】

1）治疗寒饮伏肺喘咳，形寒肢冷，痰多清稀入水者，常与细辛、五味子、麻黄等药同用，如小青龙汤（《伤寒论》）。

2）治疗脾胃虚寒，脘腹冷痛者，可与党参、白术等同用，如理中丸（《伤寒论》）；治疗寒邪直中脏腑所致的腹痛，单用有效。

3）治疗心肾阳虚，阴寒内盛之亡阳厥逆，脉微欲绝者，常与附子相须为用，如四逆汤（《伤寒论》）。

【现代研究】

1）化学成分：含有挥发油，主要成分是姜烯、水芹烯、莰烯、姜烯酮、姜辣素、姜酮等。尚含树脂、淀粉，以及多种氨基酸。

2）药理作用：干姜甲醇或醇提取物具有镇静、镇痛、抗炎、止呕及短暂升高血压的作用；水提取物或挥发油能明显延长大鼠实验性血栓形成时间；干姜醇提取物及所含姜辣素和姜辣烯酮有显著灭螺和抗血吸虫作用。

（2）薤白

【药性】辛、苦，温。归肺、胃、大肠经。

【功效】通阳散结，舒畅肺络，行气导滞。

【药论】

1）《本草求真》："薤，味辛则散，散则能使在上寒滞立消；味苦则降，降则能使在下寒滞立下；气温则散，散则能使在中寒滞立除；体滑则通，通则能使久痼寒滞立解。"

2）《长沙药解》："薤白辛温通畅，善散壅滞，故痹者下达而变冲和，重者上达而化轻清。"

【主治】

1）治疗寒痰阻滞、胸阳不振所致痹证者，常与瓜蒌、半夏、枳实等同用，如瓜蒌薤白白酒汤（《金匮要略》）。

2）治疗胃寒气滞之脘腹痞满胀痛，可与高良姜、砂仁、木香等药同用；治疗胃肠气滞，泻痢里急后重，单用有效，或与木香、枳实配伍使用。

【现代研究】

1）化学成分：含大蒜氨酸、甲基大蒜氨酸、大蒜糖等，醇提取物含有前列腺素 A_1 和 B_1 等。

2）药理作用：薤白提取物能明显降低血清过氧化脂质，抗血小板聚集，降低动脉脂质斑块，具有预防实验性动脉粥样硬化作用；薤白煎剂对痢疾杆菌、金黄色葡萄球菌、肺炎球菌有抑制作用。

（3）金银花

【药性】甘，寒。归肺、心、胃经。

【功效】清肺通络，清热解毒，疏散风热，凉血止痢。

【药论】

1）《本草拾遗》："主热毒、血痢、水痢，浓煎服之。"

2）《本草纲目》："一切风湿气，及诸肿毒、痈疽疥癣、杨梅诸恶疮。散热解毒。"

【主治】

1）治疗外感风热或温病初起，身热头痛，咽痛口渴，常与连翘、薄荷、牛蒡子等同用，如银翘散（《温病条辨》）；治疗热入营血，舌绛神昏，心烦少寐，可配伍水牛角、生地、黄连等，如清营汤（《温病条辨》）。

2）治疗痈疮初起，红肿热痛者，单用有效，亦可与穿山甲、白芷等配伍使用，如仙方活命饮（《妇人良方》）；治疗疔疮肿毒，坚硬根深者，常与紫花地丁、蒲公英、野菊花等同用，如五味消毒饮（《医宗金鉴》）。

3）治疗热毒痢疾，下痢脓血，可与黄芩、黄连、白头翁等同用。

【现代研究】

1）化学成分：含有挥发油、木犀草素、肌醇、黄酮类、皂苷、鞣质等。

2）药理作用：本品具有广谱抗菌作用，对金黄色葡萄球菌、痢疾杆菌等致病菌有较强的抑制作用，其煎剂能促进白细胞的吞噬作用，有明显的抗炎及解热作用；有一定降低胆固醇作用，对中枢神经有一定的兴奋作用。

（4）连翘

【药性】苦，微寒。归肺、心、小肠经。

【功效】清畅肺络，清热解毒，消肿散结，疏散风热，清心利尿。

【药论】《珍珠囊》："连翘之用有三：泻心经客热，一也；去上焦诸热，二也；为疮家圣药，三也。"

【主治】

1）治疗风热外感或温病初起，头痛发热，口苦咽痛者，可与金银花、薄荷、牛蒡子等同用，如银翘散（《温病条辨》）；治疗温热病热入心包，高热神昏者，常与麦冬、莲心等同用，如清宫汤（《温病条辨》）。

2）治疗痈肿疮毒，常与金银花、蒲公英、野菊花等同用；治疗疮疡脓出，红肿溃烂者，常与牡丹皮、天花粉同用，如连翘解毒汤（《疡医大全》）。

3）治疗湿热壅滞之小便不利或淋沥涩痛者，多与车前子、白茅根、竹叶、木通等配伍，如如圣散（《杂病源流犀烛》）。

【现代研究】

1）化学成分：含三萜皂苷，果皮含固醇、连翘酚、生物碱、皂苷、齐墩果酸、香豆精类，还有丰富的维生素 P 及少量挥发油。

2）药理作用：有广谱抗菌作用：抗菌主要成分是连翘酚及挥发油，对金黄色葡萄球菌、痢疾杆菌有很强的抑制作用，对其他致病菌、流感病毒也有一定的抑制作用；有抗炎、解热作用。所含齐墩果酸有强心、利尿、降血压作用；所含维生素 P 可降低血管通透性及脆性，防止溶血。

5. 补虚荣络药　肺主气，司呼吸，调节全身的气机，然其对气的正常调节又离不开肺阴的滋润、濡养。故当肺气虚或肺阴虚，甚或肺气阴两虚时，肺的正常生理功能就会受到影响，出现咳喘无力，咳痰，痰中带血等肺络失荣的表现。此时，选用补虚荣络药，以补为通，缓治其本，能够有效地改善络伤肺虚的各种临床表现。

（1）人参

【药性】甘、微苦，微温。归肺、脾、心经。

【功效】补肺荣络，生津止渴，安神益智。

【药论】

1）《薛氏医案》："人参但入肺经，助肺气而通经活血，乃气中之血药也。"

2）《用药法象》："人参能补肺中之气，肺气旺则四脏之气皆旺，肺主诸气故也。"

【主治】

1）治疗因大汗、大泄、大失血或大病、久病所致的元气虚极欲脱，气短神疲等危重证候，单用有效，如独参汤（《景岳全书》）；治疗气虚欲脱兼见汗出身暖者，常与麦冬、五味子配伍，如生脉散（《医学启源》）。

2）治疗肺气耗伤，久咳虚喘者，常与五味子、苏子、杏仁等药同用，如补肺汤（《备急千金要方》）。

3）治疗脾虚不运兼湿滞，可与白术、茯苓等健脾渗湿药同用，如四君子汤（《和剂局方》）；治疗脾气虚衰，气虚不能生血，气血两虚者，每与当归、熟地配伍，如八珍汤（《瑞竹堂经验方》）。

4）治疗心悸怔忡，胸闷气短，脉虚者，常与酸枣仁、柏子仁等药配伍，如天王补心丹（《摄生秘剖》）。

5）治疗肺肾两虚，摄纳无权，咳嗽虚喘者，可配伍胡桃等，如人参胡桃汤（《济生方》）。

6）治疗热伤气津，常与知母、石膏同用，如白虎加人参汤（《伤寒论》）。

【现代研究】

1）化学成分：本品含多种人参皂苷、挥发油、氨基酸、微量元素及有机酸、糖类、维生素等成分。

2）药理作用：人参具有抗休克作用，人参注射液对失血性休克和急性中毒性休克患者比其他原因引起的休克，效果尤为显著；可使心搏振幅及心率显著增加，在心功能衰竭时，强心作用更为显著；能兴奋垂体-肾上腺皮质系统，提高应激反应能力；对高级神经活动的兴奋和抑制过程均有增强作用；能增强神经活动过程的灵活性，提高脑力劳动功能；有抗疲劳，促进蛋白质、RNA、DNA 的合成，促进造血系统功能，调节胆固醇代谢等作用；能增强机体免疫功能。

（2）紫河车

【药性】甘、咸，温。归肺、肝、肾经。

【功效】益精养血，荣养肺络。

【药论】

1）《本草经疏》："人胞乃补阴阳两虚之药，有反本还元之功。然而阴虚精涸，水不制火，发为咳嗽吐血，骨蒸盗汗等证，此属阳盛阴虚，法当壮水之主，以制阳光，不宜服此并补之剂，以耗将竭之阴也。"

2）《本经逢原》："紫河车禀受精血结孕之余液，得母之气血居多，故能峻补营血，用以治骨蒸羸瘦，喘嗽虚劳之疾，是补之以味也。"

【主治】

1）治疗肾阳不足，精血衰少者，单用有效，亦可与鹿茸、杜仲等补益药同用；治疗腰膝酸软、头昏耳鸣、男子遗精、女子不孕等属于肾阳虚衰，精血不足者，常与龟板、杜仲、牛膝等药配伍，如大造丸（《诸证辨疑》）。

2）治疗产后乳汁缺少、面色萎黄消瘦、体倦乏力等属气血不足者，可单用本品，或随证与人参、黄芪、当归等同用。

3）治疗肺肾两虚，摄纳无权，呼多吸少者，单用有效，亦可与人参、蛤蚧、冬虫夏草、五味子等同用。

【现代研究】

1）化学成分：胎盘球蛋白制品中含有多种抗体，在临床上长期用于被动免疫。人胎盘中还含有干扰素，有抑制多种病毒对人细胞的作用，以及含有能抑制流感病毒的巨球蛋白。

2）药理作用：胎盘含绒毛膜促性腺激素，有促进乳腺和女性生殖器官发育的功能，尚含多种酶系统，参与甾体激素，如雌激素及黄体酮的代谢，影响月经周期，胎盘球蛋白由胎儿胎盘及产后血液中提取而得，主要成分是丙种球蛋白，含有抗某些传染病的抗体，因此是一种免疫制剂，胎盘中有多种酶系统，增强机体抵抗力，具有免疫及抗过敏作用。

（3）阿胶

【药性】甘，平。归肺、肝、肾经。

【功效】补血止血，润肺养络。

【药论】

1）《本草纲目》："疗吐血、衄血、血淋、尿血、肠风下痢、女人血痛血枯。"

2）《神农本草经》："主心腹内崩，劳极洒洒如疟状，腰腹痛，四肢酸痛，女子下血，安胎。"

【主治】

1）治疗出血而导致血虚者，单用有效，亦常配伍熟地、当归、芍药等，如阿胶四物汤（《杂病源流犀烛》）。

2）治疗阴虚血热吐衄，常配伍蒲黄、生地黄等药；治疗肺破咯血，配伍人参、天冬、白及等药，如阿胶散（《仁斋直指方》）；治疗血虚血寒之崩漏下血等，可配伍熟地、芍药、当归等，如胶艾汤（《金匮要略》）。

3）治疗肺热阴虚，燥咳痰少，咽喉干燥，痰中带血者，可配伍马兜铃、牛蒡子、杏仁等，如补肺阿胶汤（《小儿药证直诀》）；治疗燥邪伤肺，干咳无痰，心烦口渴，鼻燥咽干者，常配伍桑叶、杏仁、麦冬等药，如清燥救肺汤（《医门法律》）。

4）治疗热病伤阴，肾水亏而心火亢，心烦不眠者，常与黄连、白芍等同用，如黄连阿胶汤（《伤寒论》）。

【现代研究】

1）化学成分：多由骨胶原组成，经水解后得到多种氨基酸，如赖氨酸、精氨酸、组氨酸、胱氨酸、色氨酸、羟脯氨酸、天门冬氨酸、苏氨酸、丝氨酸、谷氨酸、脯氨酸、甘氨酸、丙氨酸等。

2）药理作用：阿胶有显著的补血作用，疗效优于铁剂。服阿胶者血钙浓度有轻度提高，但凝血时间没有明显变化。

（4）麦冬

【药性】甘、微苦，微寒。归肺、胃、心经。

【功效】润肺濡络，养阴生津。

【药论】

1)《本经疏证》："其味甘中带苦，又合从胃至心之妙，是以胃得之而能输精上行，肺得之而能敷布四脏，洒陈五腑，结气自尔消熔，脉络自尔联续，饮食得为肌肤，谷神旺而气随之充也。"

2)《本草汇言》："清心润肺之药，主心气不足，惊悸怔忡，健忘恍惚，精神失守；或肺热肺燥，咳声连发，肺痿叶焦，短气虚喘，火伏肺中，咯血咳血。"

【主治】

1) 治疗热伤胃阴，口干舌燥者，常与生地、玉竹、沙参等药同用；治疗消渴，可与天花粉、乌梅等药同用；治疗胃阴不足之气逆呕吐，可与半夏、人参等同用，如麦门冬汤（《金匮要略》）。

2) 治疗阴虚肺燥所致的鼻燥咽干，干咳少痰，痰中带血，咽喉肿痛者，常与阿胶、石膏、桑叶、枇杷叶等同用，如清燥救肺汤（《医门法律》）。

3) 治疗心阴虚有热之心烦、失眠多梦、健忘、心悸怔忡等，可与生地、酸枣仁、柏子仁等药同用，如天王补心丹（《摄生秘剖》）。

【现代研究】

1) 化学成分：含多种甾体皂苷、豆固醇、多种氨基酸、各种类型的多聚糖、维生素 A 样物质、高异黄酮类化合物。

2) 家兔用麦门冬煎剂肌内注射，能升高血糖；正常家兔口服麦冬的水、醇提取物则有降血糖作用；麦冬能增强网状内皮系统吞噬能力，升高外周白细胞，提高免疫功能；能增强垂体肾上腺皮质系统作用，提高机体适应性；有改善左心室功能与抗休克作用；还有一定镇静和抗菌作用。

三、肺络病遣方

古人组方，多遵"依法选方，主从有序，辅反成制，方证相合"之旨，以"主病之谓君，佐君之谓臣，应臣之谓使"的君臣佐使结构布阵，然而对于方剂的分类，或以"七方"立说，或以病症分类，或以主方归类，或以治法分类。

"七方"之说源于《内经》，《素问·至真要大论》有"君一臣二，制之小也；君一臣三佐五，制之中也；君一臣三佐九，制之大也""补上治下，治以缓；补下治上，制以急"等。

长沙马王堆出土的《五十二病方》首开病症分类之先河，继以西汉医圣张仲景之《伤寒杂病论》，唐·王焘的《外台秘要》，宋代官修方书《太平圣惠方》，清·徐大椿的《兰台轨范》等都是按病症分类的医书。

以主方归纳分类首见于明·施沛的《祖剂》，其书"首冠素、灵二方，次载伊尹汤液一方以为宗，而后悉以仲景之方为祖，其《局方》二陈、四物、四君子等汤以类附焉。"

以功效和治法分类，始于唐·陈藏器"十种"，金·成无己《伤寒明理论》"方论序"的"十剂"："制方之体，宣、通、补、泻、轻、重、涩、滑、燥、湿十剂是也"。明·张介宾"八阵"皆沿用以治法分类法。

本书参合各家之说，试以治法分类，拟分补肺和络剂、解表开络剂、解绌理络剂、收弛通络剂、止血宁络剂、祛痰通络剂、化瘀通络剂、消积通络剂、解毒通络剂等九类。由于阴阳互根，气血同源，虚实寒热转化，证型每多兼夹，临证之时不可截然分开。

（一）补肺和络剂

补肺和络剂，凡以补益药为主组成，具有补养肺络之气、血、阴以和络等作用，主治络伤肺虚证的方剂，络伤肺虚证包括络伤气虚、络伤血虚、络伤阴虚等。属于程钟龄《医学心悟》"八法"中的"补法"。

1. 益气和络剂　益气和络剂主要适用于肺之络伤气虚证，症见气短少气，咳喘无力，动则益甚，咳痰清薄，声低语怯，时有神疲倦怠，面白、自汗恶风，舌淡苔白，脉弱或右寸脉大等，常用的益气和络药如人参、党参、黄芪、炙甘草等。络伤肺气虚证中，或卫虚不固，外邪易侵；或肺络不能布津，津贮成痰；或脾虚失运，土不生金；或肺络久病，由气络及血络，而有各种伴随兼证，再加上肺络易虚易滞的病理特点，故本类方剂常配伍疏风解表、化痰止咳、健脾渗湿、补血活血等药。代表方剂有玉屏风散、生脉散、补肺汤等。

玉屏风散

【来源】《医方类聚》

【组成】防风一两（30g）　黄芪蜜制二两（60g）　白术二两（60g）

【用法】上（㕮）咀。每服三钱（9g），用水一盏半，加大枣一枚，煎七分，去滓，食后热服。

【功效】补肺阳络，益气固表。

【主治】络伤肺气虚证。汗出恶风，易感风邪，气短少气，面色㿠白，舌淡苔薄白，脉浮虚。

【方义】方中黄芪"入肺补气，入表实卫，为补气诸药之最"（《本草求真》），本方用之，取其擅补脾肺之气，俾脾气旺则土能生金，肺气足则表固卫实，用为君药。白术益气健脾，助黄芪培土生金，固表止汗，为臣药。芪、术合用，既可补脾胃而助运化，使气血生化有源；又能补肺气而实肌表，使营阴循其常道，如此则汗不致外泄，邪亦不易内侵。风邪袭表，理当祛之于外，然腠理疏松之人，发汗又虑更伤其表，故佐以少量甘温不燥、药性和缓之防风走表而祛风邪。黄芪得防风，则固表而不留邪；防风得黄芪，则祛邪而不伤正。煎药时少加大枣，意在加强本方益气补虚之力。诸药合用，表虚自汗之人服之，能益气固表以止汗泄，体虚易感风邪之人服之，能益气固表以御外邪。

【方论选录】柯琴："卫气者，所以温分肉而充皮肤，肥腠理而司开阖，惟黄芪能补三焦而实卫，为玄府御风之关键，且无汗能发，有汗能止，功同桂枝，故又能除头目风热，大风癞疾，肠风下血，妇人子脏风，是补剂中之风药也，所以防风得黄芪，其功愈大耳！白术健脾胃，温分肉，培土以宁风也。夫以防风之善驱风，得黄芪以固表，则外有所卫；得白术以固里，则内有所据，风邪去而不复来。"（《古今名医方论》）

【药理研究】现代研究表明，玉屏风散具有抗炎、增强机体免疫力、调节内分泌、抗肿瘤、抗突变等作用。

【临床应用】本方主要用于治疗或预防小儿及成人反复发作的上呼吸道感染，肾小球肾炎易于因伤风感冒而诱致病情反复者，过敏性鼻炎、慢性荨麻疹、支气管哮喘等每因外受风邪而致反复发作的过敏性疾病，以及手术后、产后、小儿等因表虚腠理不固而致之自汗证。

2. 滋阴和络剂 滋阴和络剂，适用于络伤阴虚证，症见声嘶咽干，身形消瘦，五心烦热，干咳，少痰或质地黏稠，不易咯，痰中或带血，或有午后潮热，盗汗，颧红，舌红苔薄，脉细数或弦细。常用滋阴养肺络药有沙参、百合、麦冬、天冬、玉竹等。络伤阴虚证中，常常因水不制火而虚热；或热伤血络；或金水不生而肺燥等，以致伴有多种兼证，故本类方剂可酌情配伍滋阴清热、养血止血、润燥宁肺等药物。代表方剂有补肺阿胶汤、月华丸、麦门冬汤、琼玉膏等。

补肺阿胶汤

【来源】《小儿药证直诀》

【组成】阿胶麸炒，一两五钱（9g） 鼠粘子炒香，二钱五分（3g）甘草炙，二钱五分（3g） 马兜铃焙，五钱（6g） 杏仁去皮尖，七个（6g） 糯米炒，一两（6g）

【用法】上为粗末，每服一二钱（3~6g），水一盏，煎至六分，食后温服。

【功效】养阴补肺，清络止血。

【主治】络伤阴虚肺热证。咳嗽气喘，咽喉干燥，咳痰不多，或痰中带血，舌红少苔，脉细数。

【方义】本方原为小儿肺虚有热之证而设。肺主气，行肃降。肺阴不足，阴虚有热，津液被灼，气逆不降，所以咳嗽气喘，咽喉干燥，咳痰不多。若久咳不止，肺络受损，痰中带血。治疗以补养肺阴为主，结合宁嗽化痰止血为法。方中阿胶甘平质黏，用量独重，功能是滋阴补肺，养血止血，为君药。臣药是马兜铃，清泄肺热，化痰宁嗽；牛蒡子宣肺清热，化痰利咽。杏仁宣降肺气，止咳平喘，益肺，调和诸药，为佐、使药。诸药合用，补肺阴，清肺热，降肺气，止咳喘。

【方论选录】汪昂："此手太阴药也。马兜铃清热降火，牛蒡子利膈消痰，杏仁润燥散风，降气止咳。阿胶清肺滋肾，益血补阴。气顺则不哽，液补则津生，火退而嗽宁矣。土为金母，故加甘草、粳米以益脾胃。"（《医方集解》）

【临床应用】本方常用于治疗慢性支气管炎、支气管扩张症咯血等辨证属阴虚有热者。

3. 益气养血和肺络剂　益气养血和肺络剂，适用于肺络气血两虚证，症见气短懒言，咳而无力，面色淡白或萎黄，鼻干，嗅觉减退，鼻内黏膜萎缩，多伴食少倦怠，头晕目眩，唇舌爪甲色淡，上肢麻木、蚁行感，舌淡，脉细等。常用益气和络药，如人参、党参、黄芪、炙甘草等与补血药熟地、白芍、阿胶等共同组方。代表方剂有炙甘草汤等。

炙甘草汤

【来源】《伤寒论》

【组成】甘草炙，四两（12g）　生姜切，三两（9g）　人参二两（6g）　生地黄一斤（50g）桂枝去皮，三两（9g）　阿胶二两（6g）　麦门冬去心，半升（10g）　麻仁半升（10g）　大枣擘，三十枚（10枚）

【用法】上以清酒七升，水八升，先煮八味，取三升，去滓，内胶烊消尽，温服一升，日三服（现代用法：水煎服，阿胶烊化，冲服）。

【功效】益气养血，滋阴补肺，通阳复脉。

【主治】①虚劳肺痿。咳嗽，涎唾多，形瘦短气，虚烦不眠，自汗盗汗，咽干舌燥，大便干结，脉虚数。②脉结代，心动悸。虚羸少气，舌光少苔，或质干而瘦小者。

【方义】方中炙甘草补气生血，养心益脾；生地黄滋阴补血，充脉养心，二药重用，益气养血以复脉之本，共为君药。人参、大枣补益心脾，合炙甘草则养心复脉，补脾化血之功益著；阿胶、麦冬、胡麻仁甘润养血，配生地黄则滋心阴，养心血，充血脉之力尤彰；桂枝、生姜辛温走散，温心阳，通血脉，使气血流畅以助脉气接续，同为佐药。原方煎煮时加入清酒，以酒性辛热，可行药势，助诸药温通血脉之力。数药相伍，使阴血足而血脉充，阳气复而心脉通，气血充沛，血脉畅通，则悸可定，脉可复。由于炙甘草、人参亦可补肺气，润肺止咳；阿胶、麦冬又善养肺阴，治肺燥；生地、胡麻仁长于滋阴补肾水，与胶、麦相合而有"金水相生"之功，故可用于虚劳肺痿的治疗。

【临床应用】本方主要用于治疗功能性心律不齐、期外收缩、冠心病、风湿性心脏病、病毒性心肌炎、甲状腺功能亢进等有心悸、气短、脉结代之症且辨证属阴血不足，心气虚弱者，以及老慢支、肺结核等属气阴两伤之虚劳干咳证者。

（二）解表开络剂

解表开络剂，适用于肺络壅塞证，因感受的外邪不同，其临床表现主要分以下几类：络受风寒之邪主要表现为微恶寒，轻度发热，可兼有咳嗽，咳痰，痰白质稀，鼻塞流清涕，无汗，舌苔白，脉浮紧；风热之邪伤络者表现为咳嗽，咳痰，痰稠色黄，鼻塞流黄浊涕，身热，口干咽痛，舌尖红，苔薄黄，脉浮数或弦数；燥邪伤络者则表现为干咳无痰或少痰，黏稠难咯，唇口干燥，鼻目干涩，或有胸痛咯血，舌红苔白或黄，脉数或大。治疗络受风寒证的代表方剂有三拗汤、大青龙汤等；治疗风热郁络证代表方剂有银翘散、麻杏苡甘汤等；治疗燥邪伤络证的代表方主要有杏苏散、清燥救肺汤等；治疗暑湿害络证的代表方剂有香薷散、清络饮等。

（1）麻黄汤

【来源】《伤寒论》

【组成】麻黄三两（6g）　桂枝二两（4g）　甘草一两（3g）　杏仁七十个（9g）

【用法】上四味，以水九升，先煮麻黄，减二升，去上沫，内诸药，煮取二升半，去滓，温服八合。覆取微似汗，不需啜粥，余如桂枝法将息。

【功效】辛温通络，宣肺平喘。

【主治】络受风寒表实证。恶寒发热，头痛身疼，无汗而喘，舌苔薄白，脉浮紧。

【方义】方中麻黄苦辛性温，为肺经专药，善开腠理而发越人体阳气，有发汗解表、宣肺平喘的作用，故为君药。营涩卫郁者，但以麻黄解卫郁，则营涩难畅，故又用温经散寒、透营达卫之桂枝为臣，与麻黄相须为用，一发卫分之郁，一透营分之邪，既加强发汗散寒解表之力，又兼温通经脉以除头身疼痛。肺主肃降，恐方中麻、桂上行宣散太过，故佐以杏仁降利肺气，与麻黄相配，宣降相宜以增强止咳平喘之功。炙甘草既能调和麻、杏之宣降，又能缓和麻、桂相合的峻烈，使汗出不致过猛而伤耗正气，是使药而兼佐药之用。四药相合，共奏发汗解表、宣肺平喘之功。

【方论选录】王晋三："麻黄汤，破营方也……麻黄开窍发汗；桂枝和阳解肌；杏仁下气定喘；甘草安内攘外。四者各擅其长，有非诸药之所能及。"(《绛雪园古方选注》)

【药理研究】现代研究表明，麻黄汤具有发汗、解热、抗炎、止咳、平喘、抗病毒、抗低体温、调整免疫功能等作用，上述作用为理解麻黄汤发汗解表、宣肺平喘的功效提供了一定的现代药理学依据。

【临床应用】临床主要用于普通感冒、流行性感冒、小儿高热、支气管哮喘、类风湿关节炎、荨麻疹、银屑病等风寒表实者。

（2）桑菊饮

【来源】《温病条辨》

【组成】桑叶二钱（7.5g）　菊花一钱（3g）　杏仁二钱（6g）　连翘一钱（5g）　薄荷八分（2.5g）　桔梗二钱（6g）　甘草生，八分（2.5g）　苇根二钱（6g）

【用法】水二杯，煮取一杯，日二服。

【功效】辛凉透络，宣肺止咳。

【主治】风热郁络轻证（风温初起证）。咳嗽身热不甚，口不渴，或微渴，舌尖红，苔薄白，脉浮数。

【方义】方中桑叶清透肺络之热，菊花清散上焦风热，并作君药。薄荷辛凉透表，助桑、菊散上焦风热，桔梗开肺、杏仁降肺，二药宣降相伍，既助桑、菊以祛邪，又理肺气而止咳，共为臣药。连翘辛寒而质轻，清透膈上浮游之热，苇根甘寒，清热生津止渴，共为佐药。甘草润肺止咳，调和诸药，兼具佐使之用。诸药配合，共奏疏风散热，宣肺止咳之功。

【方论选录】吴鞠通："此辛甘化风，辛凉微苦之方也。盖肺为清虚之脏，微苦则降，辛凉则平，立此方所以避辛温也。今世金用杏苏散，通治四时咳嗽，不知杏苏散辛温，只宜风寒，不宜风温，且有不分表里之弊……风温咳嗽，虽系小病，常见误用辛温重剂，销铄肺液，致久咳成痨者，不一而足。"(《温病条辨》)

【药理研究】现代药理研究证实，本方有退热、抗炎、抗菌等作用，同时体外实验证明，对金黄色葡萄球菌、溶血链球菌、白喉杆菌等有明显抑制作用。

【临床应用】临床多用于上呼吸道感染，急性扁桃体炎，肺炎，麻疹，流行性乙型脑炎，百日咳等属于风热表证者。

（3）清燥救肺汤

【来源】《医门法律》

【组成】霜桑叶三钱（9g）　石膏煅二钱五分（8g）　人参七分（2g）

甘草一钱（3g）　胡麻仁炒研一钱（9g）　真阿胶八分（3g）　麦门冬（去心）一钱二分（4g）　杏仁泡，去尖皮，炒黄，七分（2g）　枇杷叶一片，刷去毛，涂蜜，炙黄（3g）

【用法】水一碗，煎六分，频频二三次滚热服。

【功效】清燥润肺。

【主治】燥邪伤络证重证。头痛身热，干咳无痰，气逆而喘，咽喉干燥，鼻燥，胸闷胁痛，心烦口渴，舌干无苔，脉虚大而数。

【方义】方中重用桑叶为君，轻清宣泄肺中燥热，并可止咳。以石膏、麦冬为臣，一者清肺经之热，一者润肺经之燥。如此配合，宣中有清，清中有润；石膏虽质重沉寒而量少，故不碍桑叶轻宣之性；麦冬虽滋腻，亦无妨桑叶宣散燥热之功。杏仁、枇杷叶利肺气，使肺气肃降有权；阿胶、胡麻仁润肺养阴，使肺得濡润之性；人参、甘草益气和中，使土旺金生，肺气自旺。甘草调和诸药，兼为使药。诸药相伍，燥邪得宣，肺热得清，气阴得复，共奏清燥救肺之功，故以清燥救肺名之。

【方论选录】王晋三："石膏之辛，麦冬之甘，杏仁之苦，肃清肺经之气；人参、甘草生津补土，培肺之母气；桑叶入肺走肾，枇杷叶入肝走肺，清西方之燥，泄东方之实；阿胶、胡麻色黑入肾，壮生水之源，虽亢火害金，水得承而制之，则肺之清气肃而治节行，尚何有喘呕痿厥之患哉？"（《绛雪园古方选注》）

【药理研究】现代研究表明此方具有解除支气管平滑肌痉挛、抗炎、抗菌、抗病毒、抗过敏、增强机体免疫力等作用。

【临床应用】多用于肺炎、支气管哮喘、急慢性支气管炎、肺气肿、肺癌等属燥热壅肺，气阴两伤者。

（4）清络饮

【来源】《温病条辨》

【组成】鲜荷叶边二钱（6g）　鲜银花二钱（9g）　丝瓜皮二钱（6g）西瓜翠衣（6g）　鲜扁豆花一枝（6g）　鲜竹叶心二钱（6g）

【用法】以水二杯，煮取一杯，日二服。

【功效】祛暑解络。

【主治】暑伤气络证。身热口渴不甚，但头目不清，晕眩微胀，舌淡红，苔薄白等。

【方义】方中鲜银花性味甘凉而气芳香；鲜扁豆花气芳香，性清散，共用以祛暑清热和化暑湿，为君药。西瓜翠衣清热解暑，丝瓜络清肺透络，并为臣药。鲜荷叶用边者，取其祛暑清热而又舒散之意；暑气通心，又以鲜竹叶心清心除烦并利水导热，共为佐使药。药多鲜者，其气更轻清和芳香，祛暑清热之效优。全方用药，轻清走上，专清肺络之邪，暑热得清，则诸症可解。

【临床应用】主用于夏月中暑、小儿夏季热等属于暑伤气络轻证者。

（三）解绌理络剂

解绌理络剂适用于肺络绌急证，其主要临床表现是：呼吸气促，喉间可闻及哮声，或有胸闷憋气，气短不足以息，或咳嗽不止，伴有或不伴有胸闷烦满，汗出，面赤，可见口唇发绀，甚则脉络怒张，奇脉走形。舌紫暗苔白滑，脉沉紧或弦紧甚则浮数。代表方剂定喘汤、射干麻黄汤等。

定喘汤

【来源】《摄生众妙方》

【组成】白果二十一枚（9g）　麻黄三钱（9g）　苏子二钱（6g）甘草一钱（3g）　款冬花三钱（9g）　杏仁一钱五分（9g）　桑白皮三钱（9g）　黄芩一钱五分（6g）　半夏三钱（9g）

【用法】水三盅，煎二盅，作二服，每服一盅，不用姜，不拘时，徐徐服。

【功效】解绌理络，化痰清热。

【主治】风寒束络，痰热内蕴之肺络绌急证。哮喘咳嗽，痰多气急，痰稠色黄，微恶风寒，舌苔黄腻，脉滑数。

【方义】方中麻黄辛温，宣肺平喘，解散表邪；白果甘涩，敛肺定喘，祛痰止咳，二药合用，一散一收，既能增强平喘之功，又可防麻黄辛散太过耗伤肺气，共为君药。桑白皮泻肺平喘，黄芩清热化痰，二者合用以消内蕴之痰热而达致病之本，同为臣药。杏仁、款冬花降气平喘，苏子、半夏化痰止咳，共助君、臣平喘祛痰，俱为佐药。甘草生用，调和诸药，且能止咳，兼为佐使。诸药配伍，外散风寒，内清痰热，宣降肺气，使肺热清，外邪散，逆气降，痰浊化而咳喘得平。

【方论选录】张秉成："夫肺为娇脏，畏热畏寒，其间毫发不容，其性亦以下行为顺，上行为逆。若为风寒外束，则肺气壅闭，失其下行之令，久则郁热内生，于是肺中之津液，郁而为痰，哮嗽等疾，所由来也。然寒不去则郁不开，郁不开则热不解，热不解则痰亦不能遽除，哮咳等疾，何由而止？故必以麻黄、杏仁、生姜，开肺疏邪；半夏、白果、苏子，化痰降浊；黄芩、桑白皮之苦寒，除郁热而降肺；款冬、甘草之甘润，养肺燥而益金。数者相助为理，以成其功，宜乎哮喘痼疾，皆可愈也。"（《成方便读》）

【药理研究】具有抑制支气管平滑肌痉挛、抗组胺、抗炎、抗菌、增强机体免疫力等作用。

【临床应用】本方多用于治疗支气管哮喘、慢性支气管炎等属于痰热蕴肺者。

（四）收弛通络剂

收弛通络剂，适用于肺络弛张证，其临床表现多为久咳气喘，气短不足以息，咳唾黏痰或脓痰，胸膺呈桶状，乏力纳差，甚则烦躁目脱，舌淡无苔，脉浮大。代表方剂有苏子降气汤、桑白皮汤、平喘固本汤等。

苏子降气汤

【来源】《备急千金要方》

【组成】紫苏子　半夏各二两半（各9g）　　川当归两半（6g）　　炙甘草二两（6g）　　前胡　厚朴各一两（各6g）　　肉桂一两半（3g）

【用法】上为细末，每服二大钱（6g），水一盏半，入生姜二片，枣子一个，苏叶五片，同煮至八分，去滓热服，不拘时候。

【功效】降气平喘，祛痰止咳。

【主治】上实下虚之喘咳证。

【方义】方中紫苏子辛温而润，其性主降，长于降肺气消痰，为治疗痰壅气逆胸满之要药，所谓"除喘定嗽，消痰顺气之良剂"（《本经逢原》）；苏子擅润肠通便，可使肠腑通畅而助肺之肃降，故用为君药。半夏辛温而燥，助苏子以化痰涎；厚朴辛温苦降，助苏子以降逆气，同为臣药。前胡辛苦微寒，长于降气化痰，且具辛散之性，与诸药相伍，既增降逆化痰之效，又使降中寓宣，以复肺气宣降之职，并制诸温药之燥；桂心辛甘大热，温补肾元，纳气平喘；当归辛苦温润，既可养血补虚以助桂心温补下元，又能治"咳逆上气"（《神农本草经》），兼制半夏、厚朴之燥，以防辛燥伤津；生姜和胃降逆，化痰止咳，俱为佐药。大枣、甘草和中益气，调和药性，为佐使药。诸药相合，上下并治，标本兼调，俾逆气降、痰涎消，则喘咳自平。

【方论选录】岳美中："本方以苏子为主，其主要作用有三：一为除寒温中，一为降逆定喘，一为消痰润肠。苏子得前胡，能降气祛痰，驱风散积；得厚朴、陈皮、生姜，能内疏痰饮，外解风寒……此方有行有补，有润有燥，治上不遗下，标本兼顾，为豁痰降气，平喘理嗽，利胸快膈，通秘和中，纳气归元之方剂。"（《岳美中医案集》）

【药理研究】具有抑制支气管平滑肌痉挛、改善微循环、抗组胺、抗炎、抗菌、增强免疫力等作用。

【临床应用】本方常用于治疗慢性支气管炎、肺气肿、支气管哮喘等辨证属痰壅于肺、气机上逆的多种疾病。

（五）止血宁络剂

止血宁络剂，适用于络破肺伤证：症见咳嗽咯血或痰血相兼，或纯血鲜红，夹有泡沫，或咳吐大量脓血痰，腥臭异常。伤于燥邪则常见咳痰量少黏稠，痰中带血；毒热内侵则咯血紫黯甚则色如铁锈，腥臭异常；痰热损肺者表现为咳黄浓痰带血或咯血势急量大；阴虚内热伤及肺络者主要表现为咳嗽咯血并伴有胸闷气促、五心烦热、夜间盗汗等表现。代表方剂有百合固金汤、补络补管汤、咳血方、十灰散等。

百合固金汤

【来源】《慎斋遗书》

【组成】百合一钱半（4.5g）　熟地　生地　当归身各三钱（各9g）白芍　甘草各一钱（各3g）　桔梗　玄参各八分（各2g）　贝母　麦冬各一钱半（各4.5g）

【用法】水煎服。

【功效】养阴清肺，化痰止咳。

【主治】肺肾阴虚，虚火上炎之咯血证。

【方义】方中百合配麦冬，滋肺而润燥，清虚火而止咳，充水之上源而固肺金，共为君药。用生地、熟地、玄参滋肾壮水以制虚火，其中生地兼能凉血止血，玄参兼能治咽喉燥痛，合而为臣。君臣相协，则肺金得润，阴液可下输以充肾水；肾水得壮，津液可蒸腾以上濡肺金，金润水壮，虚火自息，故又金水相生之妙。以当归养血补肝，引血归经，并治咳逆上气；白芍和营泄热，敛阴柔肝以防木反侮金；贝母润肺化痰以止咳；桔梗载药入肺以化痰利咽，以上四味，俱为佐药。生甘草调和诸药，兼能清热，用之为使。诸药相合，使肺肾得养，阴液渐充，虚火自降，咳止血宁。

【方论选录】汪昂："此手太阴、足少阴药也。金不生水，火炎水干，故以二地助肾滋水退烧为君。百合保肺安神，麦冬清热润燥，玄参助二地以生水，贝母散肺郁而除痰，归、芍养血兼以平肝，甘、桔清金，成功上部（载诸药而上浮）。皆以甘寒培元清本，不欲以苦寒伤生发之气也。"《医方集解》

【药理研究】现代研究证实此方具有抗结核、抗自由基、抗菌、抗病毒、增强机体免疫力、调节内分泌等作用。

【临床应用】本方常用于肺结核、慢性支气管炎、支气管扩张咯血、慢性咽喉炎、自发性气胸等属肺肾阴虚者。

（六）祛痰通络剂

祛痰通络剂适用于痰凝肺络证，症见咳嗽，胸闷，咳而加重，痰多而黏，色白易咯，或黄稠量多，或咳唾清稀涎唾，时有发热口渴，饥不欲食，手足麻木痿软，二便不利，舌淡苔白腻，脉滑。代表方剂有十枣汤、控涎丸等。

十枣汤

【来源】《伤寒论》

【组成】芫花　甘遂　大戟各等份

【用法】三味等份，各别捣为散，以水一升半，先煮大枣肥者十枚，取八合去滓，内药末。强人服一匕，羸人服半钱，温服之，平旦服。若下后病不除者，明日更服，加半钱。得快下利后，糜粥自养。（现代用法：三药等份为末，每服1g，以大枣十枚煎汤送服，每日一次，清晨空腹服用。）

【功效】祛痰逐水通络。

【主治】①悬饮：咳唾胸胁引痛，心下痞硬，干呕短气，头痛目眩，胸背掣痛不得息。②实水：一身悉肿，尤以身半以下肿甚，腹胀喘满，二便不利，舌苔滑，脉沉弦。

【方义】方中合用芫花、甘遂、大戟，三味皆逐水之峻品，但各有所攻，芫花善消胸胁伏饮痰癖，甘遂善逐经隧水湿，大戟善泄脏腑之水，三味相合，峻下逐水之功甚著。但此三品究为峻泄有毒之品，易伤正气，故方中又配伍大枣甘温质润，培土制水，并缓和诸药峻烈和毒性，使邪去而正不伤，减少药后反应。

【方论选录】汪昂："芫花、大戟，性辛苦以逐水饮；甘遂苦寒，能直达水气所结之处，以攻决为用；三药过峻，故用大枣之甘以缓之，益土所以胜水，使邪从二便而出也。"（《医方集解》）

【临床应用】本方主要用于渗出性胸膜炎、肝硬化腹水、晚期血吸虫病腹水及肾炎水肿等证属水饮内结，形气俱实者。

（七）化瘀通络剂

化瘀通络剂适用于血瘀肺络证，症见久咳、咳而无力，痰白，气短喘促，动则喘甚，吸气尤难；或痰中带血，咽干或声嘶，时有胸闷、乏力，腰膝酸软，耳鸣耳聋，头晕眼花，舌黯红或有瘀斑，脉虚弱或沉细尺弱或涩，久病患者可见胸痛，伴有呼吸喘促，口唇发绀，甚至猝死。代表方剂有血府逐瘀汤、木防己汤（加味）等。

血府逐瘀汤

【来源】《医林改错》

【组成】桃仁四钱（12g）　红花三钱（9g）　当归三钱（9g）　生地黄三钱（9g）　川芎一钱半（5g）　赤芍二钱（6g）　桔梗一钱半（5g）　柴胡一钱（3g）　枳壳二钱（6g）　甘草一钱（3g）

【用法】水煎服。

【功效】化瘀通络，理气止痛。

【主治】胸中血瘀证。胸痛，头痛日久，痛如针刺而有定处，或呃逆日久不止，或内热烦闷，或心悸失眠，急躁易怒，入暮潮热，唇黯，两目黯黑，舌质黯红或有瘀斑，脉涩或弦紧。

【方义】方中桃仁活血祛瘀为君药。当归、红花、赤芍、牛膝、川芎助君药祛瘀之力，共为臣药，其中牛膝能通血脉，引瘀血下行；柴胡疏肝理气，升达清阳；桔梗开宣肺气，载药上行入胸中，合枳壳一升一降，开胸理气，使气行则血行；生地凉血清热以除瘀热，合当归滋养阴血，使祛瘀而不伤正，俱为佐药。甘草调和诸药为使。各药配伍，使血活气行，瘀化热清，气机畅达，诸症悉除。

【药理研究】现代研究表明其具有改善微循环、降低全血黏度、降血脂、镇痛抗炎、增强免疫等作用。

【临床应用】本方主要用于冠心病、风湿性心脏病、肋软骨炎、胸软组织损伤等证属血瘀气滞者。

(八) 消积通络剂

消积通络剂适用于肺络成积证，其主要临床表现为胸闷喘憋，眼闭不欲睁开，健忘，或有恶寒发热，干咳少痰，或咯血，形体消瘦，气急乏力，口咽唇干燥，皮肤有针刺感或蚁行感，舌黯红少津，脉细数或滑数。甚则咳嗽持续不解，痰液甚多，胸闷气急，逐渐加重。代表方剂有加减息奔丸、益肺化积丸等。

加减息奔丸

【来源】《东垣试效方》卷二

【组成】川乌头1钱，干姜1钱半，人参2钱，厚朴8分，黄连1两3钱，紫菀1钱，巴豆霜4分，桂枝3钱，陈皮1钱半，青皮7分，川椒（少去汗）1钱半，红花少许，茯苓1钱半，桔梗1钱，白豆蔻1钱，京三棱1钱半，天门冬（去心）1钱半。

(九) 解毒通络剂

解毒通络剂主要适用于热毒滞络证，症见起病急骤，突然寒战高热，咳嗽气急，继则高热或但热不寒，气促胸满，喘急鼻煽，咳痰黄稠或铁锈色，或痰中带血，舌红绛，苔黄，脉数。代表方剂如银翘散、千金苇茎汤、如金解毒散等。

（1）银翘散

【来源】《温病条辨》

【组成】连翘一两（30g）　　金银花一两（30g）　　苦桔梗六钱（10g）竹叶四钱（12g）　　生甘草五钱（15g）　　荆芥穗四钱（12g）　　淡豆豉五钱

（15g） 牛蒡子六钱（18g）

【用法】共杵为散，每服六钱（18g），鲜芦苇（30g）汤煎，香气大出，即取服，勿过煮。病重者约二时一服，日三服，夜一服；轻者三时一服，日二服，夜一服；病不解者，作再服（现代用法：水煎服）。

【功效】解毒清热，辛凉透络。

【主治】温病初期，热毒滞络证。发热无汗，或有汗不畅，微恶风寒，头痛口渴，咳嗽咽痛，舌尖红，苔薄白或薄黄，脉浮数。

【方义】方中以银花、连翘为君，此二味芳香清解，既能辛凉透邪清热，又可芳香辟秽解毒。更配辛温的荆芥穗、豆豉，助君药开皮毛以助祛邪；辛凉的薄荷、牛蒡子，疏风热而清利咽喉，并为臣药。桔梗宣肺利咽，甘草清热解毒，二药相伍，即《伤寒论》之桔梗汤，有利咽止痛之功。竹叶清泄上焦以除烦，苇根清热生津以止渴，皆是佐使药。诸药相合，共奏疏风透表，清热解毒之功。

【方论选录】吴鞠通："本方谨遵《内经》'风淫于内，治以辛凉，佐以苦甘；热淫于内，治以咸寒，佐以甘苦'之训；又宗喻嘉言芳香逐秽之说，用东垣清心凉膈散，辛凉苦甘，病初起，且去入里之黄芩，勿犯中焦；加银花辛凉，芥穗芳香，散热解毒，牛蒡子辛平润肺，解热散结，除风利咽，皆手太阴药也……此方之妙，预护其虚，纯然清肃上焦，不犯中下，无开门揖盗之弊，有轻以去实之能，用之得法，自然奏效。"（《温病条辨》）

【药理研究】银翘散具有发汗、解热抗菌、抗病毒以及抗炎等作用，为其透表散邪、清热解毒功效提供一定的现代理解。

【临床应用】临床用于流行性感冒、流行性腮腺炎、扁桃体炎、急性上呼吸道感染有很好疗效。还常用于乙型脑炎、流行性脑脊髓膜炎、咽炎、咽峡疱疹、麻疹、肺炎、药物性皮炎、小儿湿疹、产褥感染等病属中医风热表证者。

（2）千金苇茎汤

【来源】《备急千金要方》

【组成】苇茎二升，切，加水二斗，煮去五升，去滓（60g） 薏苡仁半升（30g） 桃仁三十枚（9g） 瓜瓣半升（24g）

【用法】上四味，纳苇汁中，煮取二升，服一升，再服，当吐脓。

【功效】解毒清肺通络，化痰逐瘀排脓。

【主治】热毒痰瘀滞络之肺痈。身有微热，咳嗽痰多，甚至吐腥臭脓痰，胸中隐隐作痛，咳则痛增，舌质红，苔黄腻，脉滑数。

【方义】方中苇茎清泻肺热，解毒利肺，《本经逢原》："专于利窍，善治肺痈，吐脓血臭痰"，为君药。桃仁活血破瘀，助苇茎以除腥臭脓血痰，为臣药。薏苡仁清热利湿排脓，导热从下而去；瓜瓣清热化痰，利湿排脓，共为佐药。诸药配伍，共奏清肺化痰，逐瘀排脓之效。

【方论选录】张秉成："桃仁、甜瓜子，皆降润之品，一则行其瘀，一则化其浊；苇茎退热而清上；薏仁除湿而下行。方虽平淡，其散结通瘀、化痰除热之力，实无所遗，所以病在上焦，不欲以重浊之药伤其下也。"（《成方便读》）

【药理研究】现代研究表明本方具有促进腺体分泌、抑制气管平滑肌痉挛、改善微循环、抗炎、抗菌、抗病毒等作用。

【临床应用】本方常用于肺炎、急性支气管炎、慢性支气管炎继发感染、肺脓肿、百日咳、肺结核等属于热毒痰瘀滞络者。

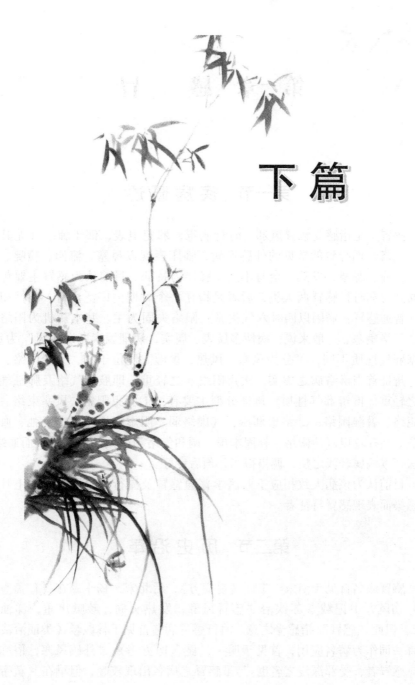

下 篇

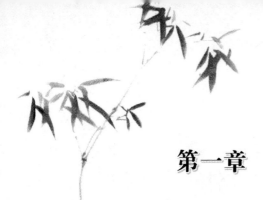

第一章　感　冒

第一节　疾病概述

感冒，是指感受触冒风邪、时行病毒，邪犯卫表，郁于肺络（尤其阳络、气络）而导致的常见的外感疾病，临床表现以鼻塞、流涕、喷嚏、咳嗽、头痛、恶寒、发热、全身不适、脉浮为特征。目前认为感冒主要包括普通感冒和时行感冒两大类，后者是指在一个时期内广泛流行、病情相似者。普通感冒：病因以四时六气失常，阳络失固为主。基本病机为阳络邪郁，气络壅塞。一般来说，病性多属表、属实，病理因素尤以"风"为重，根据邪气性质不同，可分为风寒、风热、暑湿。病位于肺，究于阳络、气络。辨证首当辨络病之虚实，次辨阳络病之轻重，即肢体气络及肺脏气络病之轻重，再辨邪气性质。辨证分型主要有：①邪犯阳络：风寒束络、风热犯络、暑湿困络；②络虚邪凑：气虚络弱、阴虚络燥、阳虚络弛、血虚络涸。治疗总以舒达阳络，补固本虚，调和气络为原则，主以"辛而通络"之法。本病属轻浅之疾，调摄得当，预后良好。

目前认为该病大致相应于西医学普通感冒及流行性感冒及其他上呼吸道感染而表现感冒特征者。

第二节　历史沿革

感冒病名首见于南宋·王硕《易简方》，后北宋·杨士瀛在《仁斋直指方》伤风方中记载参苏饮治"感冒风邪，发热头痛，咳嗽声重，涕浊稠粘"，但此"感冒"指感受之意。时行感冒病名首见于林珮琴《类证治裁》。感冒一词作为病名应用，首见于明·吴昆《医方考》"外感风寒，俗称感冒。感冒者，受邪深浅之名也。"虽感冒之病名出现较晚，但早在《黄帝内经》就对感冒的证候表现具有一定认识，并指出感冒主要由外感风邪引起，《素问·骨空论》："风者百病之始也""风从外入，令人振寒，汗出头痛，身重恶寒。"《素问·风论》："风之伤人，或为寒热。"时至东汉末年，张仲景《伤寒论·辨太阳病脉证并治》提出"太阳之为病,脉浮,头项强痛而恶寒。""太阳病,发热,汗出,恶风者,名为中风。"创以桂枝汤、麻黄汤,为感冒辨证论治夯实基础。隋·巢元方《诸病源候论》倡"时行之邪"致病之说,"时行病者,春时应暖而反寒,冬时应寒而反温,非其时而有其气。是以一岁之中,病无长少,率相近似者,此则时行之气也。""夫时气病者,此皆因岁时不和,温凉失节,人感乖戾之气二生,病者多相染易。"对外感风热的成因和临床特征有一定认识。宋·陈无择《三因极一病证方论·叙伤风论》以六经分治感冒,虽目前应用较少,但其伤风的病名仍沿用至今。元·朱丹溪《丹溪心法·中寒二》"伤风属肺者多,宜辛温或辛凉之剂散之。"明言感冒病位于肺,治以"辛温""辛凉"之大法。明清时期,随着温病学的发展,不少医家强化了本病与感受时行之气的关系,同时对虚人感冒提出了扶正达邪的治则。清·林珮琴《类证治裁》"惟其人卫气有疏密,感冒有深浅,故见症有轻重。"清·龚廷贤《万病回春》提出风寒感冒之说,治疗宜解表。

第三节 病 因 病 机

一、病因

1. 外感六淫 肺脏为完成天人合一的最重要脏腑,故肺最易伤于外感。责感冒之因,尤以"风"邪为要,风为六淫之首,流动于四时之中,其性轻扬开泄,最易袭阳位,肺之阳络居外,在上为盖,正为阳位,故风邪最易袭肺之阳络。然随季节不同,风邪常携他淫合而袭肺,如冬发风寒,春发风热,夏秋夹湿。

2. 戾气时邪 若四时六气不循常道,非时而见,致病伤人,则较时令之气更重,且病重多变,易于传染,造成广泛流行,且不拘季节,失治、误治极易传变。故《诸病源候论·时气病诸后》曰:"夫气病者,此皆因岁时不和,温凉失节,人感乖戾之气而生,病者多相染易。"

二、病机

1. 基本病机 《灵枢·百病始生》有云"风雨寒热不得虚,邪不能独伤人。"故外感六淫之邪若不得肺络之疏懈,仍不可致病。即内伤七情、饮食失宜、劳逸失度致脏腑内乱,加之外感邪气自皮毛、口鼻而入,终致肺络失充,阳络不固,气络壅塞。

2. 病机演变 感冒之致病邪气虽多,但尤以风邪为要。风性轻扬开泄,易袭阳位，而肺之阳络居外，在上为盖，正为阳位，故风邪易袭肺之阳络。而肺之阳络中亦分气络、血络之不同。气络在外，运行卫气与津液，以"温分肉、充皮肤、肥腠理、司开合"，运行津液以润泽皮毛；血络在中，运行营气与血液，风邪力轻势缓，多伤及气络而不及血络。今风邪袭络，首伤体表之气络，气络失调，卫气不足以温分肉故恶风；正邪交争郁于气络故发热；若夹寒邪，则气络受寒而拘，则津液受困，不得外泄而见无汗，肢体阳络气机受寒拘涩，津液不行，筋脉失濡，故见项背、肢节酸痛；若夹热邪，则气络得热而弛，腠理不丰，开合失度，则津液不摄，恣意妄泄而见汗多，体表气络不敌邪侵，循经入脏，则伤及肺之气络。风性主动，风邪所致的气络失调又可致有形之气络绌急，气络收缩，发为咳；鼻为肺之窍，肺之气络受邪不畅，则鼻窍不通而见鼻塞。然"风雨寒热不得虚，邪不可独伤人"，素体络虚，加之外邪，内外相引，邪从素体寒热之性，而见络虚感冒，因肺络本虚，故临床上除上述主要症状外，常伴有络虚（体表气络、肺脏气络）症状，此型往往缠绵难愈、反复不已。由于四十六气之变，加之素体寒热之别，临床常见风寒、风热、暑湿三证，若感受时行病毒则病情多重，甚至由气络直传血络而生变证，病程中亦见寒热转化及错杂。

第四节　诊查要点

1. 临床以恶风、恶寒、发热、头项及肢体疼痛等表络邪郁症状和鼻咽部等肺之气络症状为主，可见喷嚏、流涕、鼻塞等。若风邪夹暑湿、夹寒热、夹燥邪，则可兼见相关其他症状。

2. 时邪感冒具有季节性、流行性，有明显接触史，发病具有群体集中性、突然性、易于传变性等特征，且上述临床症状较普通感冒为重，多见憎寒壮热，口鼻气热，颜面潮红，头痛如破，四肢关节酸痛，全身乏力，尺肤热等典型症状。

3. 病程多为一周以内。

4. 四时皆可发病，但尤以冬春之际为多。

第五节　类证鉴别

一、感冒与风温

感冒与风温都有发热、咳嗽、流涕、鼻塞、喷嚏、头痛等症状。感冒的起病较慢，发热多不高，或不发热，汗出热退身凉，病情较轻，病程较短，多不发生传变；风温起病急骤，热势较高，汗出后不易迅速退清，病情较重，病症较长，传入营血可见神昏、谵语、惊厥。

二、普通感冒与时行感冒

普通感冒病情较轻，全身症状不重，少有传变。在气候变化时发病率可以升高，但无明显流行特点。若感冒 1 周以上不愈，发热不退或反见加重，应考虑感冒继发他病，传变入里。时行感冒病情较重，发病急，全身症状显著，可以发生传变，化热入里，继发或合并他病，具有广泛的传染性、流行性。

第六节 辨 证 论 治

一、辨证思路

辨证首当辨络病之虚实，次辨阳络病之轻重，即肢体气络及肺脏气络病之轻重，再辨邪气性质，即区别风寒、风热和暑湿兼夹之证和虚体感冒之性质。

二、治疗原则

该病病位于肺，究于阳络、气络。阳络在上，气络轻浅，故治疗当因势利导，从上、从表而解，治疗上遵"络病必通""以辛为通""其在皮者，汗而发之"之法则，首寓"辛"味药物，旨在"畅表开络，宣肺通络"。

三、辨证分型

1. 风寒束络证

主症：恶寒重，发热轻，无汗，头痛，肢节酸疼，鼻塞声重，或鼻痒喷嚏，时流清涕，咽痒，咳嗽，咳痰稀薄色白，口不渴或渴喜热饮，舌苔薄白而润，脉浮或浮紧。

证机概要：风寒外袭，表络被束，内而达肺，络气被遏，肺络壅塞，肺气不畅。

治法：辛温通络。

代表方：麻黄汤或荆防达表汤加减，药用麻黄、荆芥、防风、淡豆豉、薤白、生姜、杏仁、前胡、桔梗等。

2. 风热犯络证

主症：恶寒重，发热轻，无汗，头痛，肢节酸疼，鼻塞声重，或鼻痒喷嚏，时流清涕，咽痒，咳嗽，咳痰稀薄色白，口不渴或渴喜热饮，舌苔薄白而润，脉浮或浮紧。

证机概要：风热外袭，热郁表络，内传肺络，肺络失约，肺气不畅。

治法：辛凉通络。

代表方：银翘散或葱豉桔梗汤加减，药用银花、连翘、黑山栀、豆豉、薄荷、荆芥等。

3. 暑湿困络证

主症：身热，微恶风，汗少，肢体酸重或疼痛，头昏重胀痛，咳嗽痰黏，鼻流浊涕，心烦口渴，或口中黏腻，渴不多饮，胸闷脘痞，泛恶，腹胀，大便或溏，小便短赤，舌苔薄黄而腻，脉濡数。

证机概要：暑湿外困，郁遏表络，内而达肺，肺络壅塞，肺气不畅。

治法：辛甘化湿通络。

代表方：香薷散加减，药用银花、连翘、鲜荷叶、鲜芦根等。

4. 气虚络弱证

主症：恶寒较甚，发热，无汗，身楚倦怠，咳嗽，咳痰无力，平素神疲体弱，气短懒言，反复易感，舌苔薄白，脉浮无力。

证机概要：素体气虚，表络羸弱，不敌风寒，寒客肺络，肺气不畅。

治法：补气充络达邪。

代表方：玉屏风散或参苏饮加减，药用党参、茯苓、甘草、苏叶、桔梗等。

5. 阴虚络燥证

主症：微恶风寒，少汗，头晕，心烦，口干，干咳痰少，舌红少苔，脉细数。

证机概要：素体阴虚，津液不充，表络失濡，不耐风热，肺络不涵，燥而难养，肺气宣肃无度。

治法：滋阴涵络达邪。

代表方：加减葳蕤汤加减，药用玉竹、甘草、大枣、薄荷、薤白、豆豉等。

6. 阳虚络弛证

主症：阵阵恶寒，甚则蜷缩寒战，或微感发热，无汗或自汗，汗出则恶寒更甚，咳嗽，痰质稀薄，鼻塞，流涕，头痛，骨节酸楚疼痛，面色㿠白，语言低微，四肢不温，舌质淡胖，苔白，脉沉细无力。

证机概要：素体阳虚，络弛脉缓，抗邪无力，易受风寒，寒滞表络难去，内传肺络，寒性收引，拘挛肺络，肺络不耐，拘弛无度，肺气出入失常。

治法：温阳壮络达邪。

代表方：再造散（出自《伤寒六书》）加减，药用黄芪、桂枝、防风、甘草、细辛、生姜等。

7. 血虚络涸证

主症：头痛，身热微恶寒，无汗或汗少，鼻塞流涕，面色无华，唇淡，指甲苍白，心悸，头晕，舌淡苔白，脉细或浮而无力。

证机概要：素体血虚，表络空虚，肌肤失充，不耐寒热，肺络本涸，加之外邪，更失润泽，不约肺气，气机失度。

治法：补血润络，辛散达邪。

代表方：葱白七味饮（出自《外台秘要》）加减，药用薤白、生姜、豆豉、麦冬等。

第七节 专病论治

本节讨论流行性感冒。

普通感冒，是中医药治疗疗效明显的一种临床常见疾病，是急性上呼吸道感染中最常见的病种之一，其表现为鼻塞、流涕、咽痛、喷嚏、咳嗽等。其病原体多以病毒居多，易合并细菌感染。其临床具有散发性、季节性、急性及自限性等多重特点，预后较好。

流行性感冒，简称流感，是由流感病毒引起的急性呼吸道传染病。其表现为发热、头痛、乏力、结膜炎和全身肌肉酸痛等中毒症状明显，而呼吸道卡他症状轻微，与普通感冒不同，流感病毒具有高度传染性，极易发生流行，甚至在世界范围内爆发大流行。

随着人类疾病谱不断变化，病毒感染的针对性治疗问题不断凸显。多年来，在与 SARS、手足口病等几次重大流行性疾病抗争过程中，中医学积累了丰富的经验、彰显了巨大优势，在预防、治疗、预后等多层面、多环节积极参与临床救治与科学研究。在此背景下，利用中医药相关手段治疗感冒的相关研究也在不断开展中。目前，已证明诸多成方、中成药、单味药及中医药特色疗法在普通感冒的预防与治疗中被证明疗效明显。

一、病名归属

根据目前中西医两大医学体系对于该病病因、发病特点、临床表现、治疗、预后等的认识，目前一般认为中医感冒一词所包含的普通感冒及时行感冒两种疾病，分别与西医学上呼吸道感染中的普通感冒以及流行性感冒相互对应，前者属于同名同病，而后者属名略同而同病[1]。也有人认为时行感冒除包含流行性感冒外，还包含除普通感冒外的其他急性上呼吸道感染[2]。此外，在 2013 版由中华中医药学会肺系病专业委员会制定的普通感冒相关中医证候诊断标准中也对此观点给予了支持[3]。由于在以上小节中已对普通感冒的相关病因、病机详尽论述，因而以下内容将仅从时邪感冒（即流行性感冒）加以阐述。

二、病因病机（流行性感冒）

清·徐延祚《医医琐言》中指出"六淫之邪无毒不犯人"，目前一般认为该病多由六淫邪气兼夹时疫邪毒触冒人体所致，即六淫邪气与戾气两大致病因素导致。而正气不足仍为起病之根本内因。其中，外感六淫作为外感病常见病因不予赘述，而"戾气"又称"乖戾之气""疫气"，作为一种致病力强、传染性强的致病因素，自隋代巢元方《诸病源候论》就有记载，而后宋代陈无择《三因极一病证方论》、明代吴又可《温疫论》等著名医家又对"戾气"的定义与特点等再予诠释，认为其为外感热病的重要致病因素。除上述观点外，李继明[4]认为外感热病的病因除上述外，还包括毒、瘴、蛊、痖之邪，甚至包括"胎毒"等。黎敬波[5]等结合现代医学研究认为其病因大致包含了病原因素、饮食与起居因素、气候因素、环境因素、神经心理因素等多方面原因。但总而言之，流感的病因不外乎内、外两大方面，通过内外共同作用而发病。此外，现代研究表明[6]，通过统计学处理分析，流行性感冒的病证因素主要包括热、风、时行疫毒、寒、湿浊、温、气虚、阴虚、暑等，这一论据亦为上述观点提供了充分的论据。

千百年来，伴随着中华民族与瘟疫的不断抗争，中医学对于流行性感冒的病机认识呈现百家争鸣、众说纷纭的局面。《伤寒论》六经辨证病机、叶天士卫气营血辨证病机、吴鞠通三焦辨证病机以及温热病机、湿热病机、吴又可瘟疫病机等时行感冒中医学经典病机都对后世从络病角度探讨流感病机起到轨物范世的重要作用。现代络病理论植根于中医经典理论，逐精于叶天士卫气营血辨证体系，结合现代解剖学研究，将流行性感冒的病机重新归纳为以下三点：

1. 淫疫上受，首犯气络　六淫夹杂疫毒，上犯阳络，首抵表络，表络不固，触之即病，邪困表络，络气与淫疫交争，故见憎寒壮热、颜面潮红、全身酸痛，然淫疫不同于普通六淫，其性热而强于变，若此时络气尚充，则邪去正盛病去，与单纯性流感相近。若络气欠强，则淫疫邪毒暴走于肺，内灼肺络，络脉损伤，不能涵气，肺气焦满，冲逆于上而见喘咳、咯血、口唇发绀等，大抵与现代肺炎型流感相似。

2. 淫疫暴犯，直入心络　淫疫暴犯之时，若络气羸弱，全不能抵，则邪不经气络之门户，直达血络，血络布广，受主于心，遍达全身，邪犯血络则必内传心包，神明失主，脑髓窍络不利，而见头痛如裂、神志不清、谵妄狂躁、惊厥等，其与现代医学中毒型流感基本一致。

3. 疫毒直趋，气腑络困　另有素体中焦气化不利者，中腑素虚，则疫毒不循常道，直趋中道，郁于腹络，腹络邪郁，脾胃不养，运化失职，上下不调，则见恶心呕吐；肠络受困，则受承不能，传导不利，则见腹痛、腹泻等，其相应于现代医学胃肠型流感。

三、辨病辨证论治

（一）辨病

流行性感冒诊断标准（WS285-2008）：

1. 诊断依据

（1）流行病学史：在当地流行季节，如我国北方的冬春季，南方的冬春季和夏季，一个单位或地区集中出现大量上呼吸道感染病人，或医院门诊、急诊上呼吸道感染病人明显增加。

（2）临床表现：①通常表现为急起高热（腋下体温≥38℃）、畏寒、头痛、头晕、浑身酸痛、乏力等中毒症状及咽痛、干咳等呼吸道症状，但卡他性症状常不明显；②少数病例有食欲减退，伴有腹痛、腹胀、呕吐和腹泻等消化道症状；③少数病例也可并发副鼻窦炎、中耳炎、喉炎、支气管炎、肺炎等，甚至会呼吸循环衰竭而死亡；④在两岁以下的幼儿，或原有慢性基础疾病者，两肺可有呼吸音减低、湿啰音或哮鸣音，但无肺实变体征；⑤重症患者胸部 X 射线检查可显示单侧或双侧肺实质性病变，少数可伴有胸腔积液等；⑥外周血象白细胞总数不高或偏低，淋巴细胞相对增加，重症患者多有白细胞总数及淋巴细胞下降。

（3）实验室检查

1）从病人呼吸道标本中分离和鉴定到流感病毒。

2）患者恢复期血清中抗流感病毒抗体滴度比急性期高 4 倍或以上。

3）在患者呼吸道标本流感病毒特异的核酸检测阳性。

4）采集标本经敏感细胞将病毒增殖一代后，流感病毒特异的核酸检测阳性或检测出特异的抗原。

2. 诊断分类

（1）临床诊断病例：具备上述任何一项临床表现者。

（2）确诊病例：流感样病例并具备实验室检查中的任何一项者。

临床诊断病例并具备实验室检查中的任何一项者。

（二）辨证

（1）邪犯表络证（普通型流感）

主症：微恶风寒，壮热，腰背四肢酸楚，口微渴，面红目赤，舌红，苔薄白，脉浮数有力。

治法：辛散通络。

方药：偏于风热者选用银翘散，偏于风寒者选用荆防达表汤，偏于暑湿者选用新加香薷散，表寒里热者选用防风通圣散。

（2）毒闭肺络证（肺炎型流感）

主症：突然高热不退，胸闷，剧烈咳嗽，呼吸困难，咯血，口渴，口唇紫黯，烦躁，溲黄赤而短少，舌深红，苔黄而干，脉浮数。

治法：解毒通络。

方药：加味神犀汤[7]加减。药用羚羊角、金银花、连翘、杏仁、紫草、桔梗、大青叶等。

（3）热陷血络证（中毒型流感）

主症：持续性高热，剧烈头痛，神昏谵语，循衣摸床，烦躁不安，惊厥抽搐，小便赤涩，舌红赤，苔黄厚而干，脉洪数。

治法：通络开窍，解毒泻火。

方药：玳瑁郁金汤（出自《重订通俗伤寒论》）加减。药用生玳瑁、生山栀、淡竹沥、广郁金、青连翘、粉丹皮等。

（4）热中腑络证（胃肠型流感）

主症：发热，或微恶风寒，恶心呕吐，腹痛腹泻，尿少色黄，舌淡红，脉浮滑而数。

治法：行气通络，清腑解毒。

方药：达原饮（出自《温疫论》）加减。药用槟榔、厚朴、草果、知母、芍药、黄芩、甘草等。

四、现代用药研究

近年来流行性感冒的防治药物研究取得了可喜的进展，但由于病毒基因高突变和疾病高传染性的特点，要求我们从中西医结合的角度积极开展有针对性的临床治疗研究，及时有效地治疗流行性感冒并有效控制和预防其引起的大面积流行。中医药治疗流感的优势主要体现在来源广、靶点多、耐药率低、毒副作用微等，其主要作用机制分为：①通过细胞因子等作用提高机体免疫力，激发正气，间接抗流感；②通过作用于流感病毒增殖过程中的各种信号传导通路、基因结构，影响病毒复制、毒素释放。

在中药复方临床疗效方面，欧阳茴香[8]等通过对比连花清瘟胶囊、奥司他韦胶囊、氨咖黄敏胶囊治疗 H1N1 流感的临床疗效，发现连花清瘟与奥司他韦组在体温、证候疗效及不良反应等方面均明显高于氨咖黄敏组，且前两者无显著性差异（$P>0.05$）。刘兴峰[9]等通过对比感冒消炎片（治疗组）与银翘解毒片（对照组）的临床疗效，发现以中药臭灵丹为主要成分的感冒消炎片能够迅速缓解流感所致发热、咽痛症状，并能够有效降低呼吸道分泌物中甲型 H1N1 流感病毒载量，加快病毒转阴。以上试验均确定了中医药复方治疗流感的良好、确切疗效。在确定疗效基础上，目前对中医药复方治疗感冒的作用靶点研究越发深入，徐红日[10]等通过实验研究确定了益气清瘟解毒合剂能够降低流感病毒 FM1 感染小鼠血清炎性细胞因子 TNF-α、IFN-γ、IL-6 水平，提高抗炎性因子 IL-10 的水平，同时提高流感病毒感染小鼠 T 淋巴细胞转化及 B 淋巴细胞增殖功能和 NK 细胞活性。

同时单味药的现代药理研究也取得一定进展，一些被认为具有通络功效的药物，如金银花[11]中绿原酸、异绿原酸及黄酮类化合物被证明为抗菌的主要有效成分，而绿原酸同时也是金银花抗病毒主要成分，对于呼吸道病毒有较强抑制作用。黄芩[12]主要成分黄酮类化合物，其提取出的单体黄芩素、黄芩苷等可以诱导细胞凋亡、抑制组胺释放、抑制白三烯等物质的合成，从而达到抗菌、抗病毒、抗过敏、抗炎等作用。黄芪[13]能够明显促进正常人外周血单个核细胞分泌 IL-2，提高机体 TNF、IFN-γ 水平，黄芪多糖在体外可诱生 IL-1，明显增强病毒诱生 IFN 能力，提高机体抗炎功能。

第八节　特殊治法

一、针灸

1980 年由世界卫生组织（WHO）公开宣布针灸治疗确切有效的 43 种疾病中，感冒一病位列其中。近年来，针灸疗法凭借其低抗药性、无副作用、非特异性抗病毒作用、与西药具有协同作用等特色优势，在治疗感冒的临床应用上取得一席之地。在治疗感冒的过程中，与西医直接杀死病毒不同，中医更注重在改善症状的同时通过调节机体的内环境进而提高机体免疫力，重在"扶正祛邪"，调动体内抗病能力对抗外来病毒。现阶段，相关临床试验主要集中于对于针灸治疗感冒中治法组合（针灸组合、针罐组合、针药组合等）、配穴方法、时相以及电针疗法等与其或其某一证型临床疗效关系方面的探讨，同时相关循证医学数据也为今后研究提供了高水平依据。程民[14]等通过观察针灸治疗 310 例感冒患者疗效发现 4 天后痊愈者占 61%，好转占 29%，总有效率达到 90%，从而确定了针灸治疗感冒的确切疗效。谢强[15]等采用"升阳祛霾"针法（特色针灸配穴手法）与西药泰诺酚麻美敏片对照治疗风寒感冒，5 天后证明前者疗效明显优于后者。曹宏波[16]等对比不同留针时间对于风寒感冒的临床疗效的影响，认为经过 3 次治疗后留针 30 分钟组疗效明显优于 15 分钟组，提示临床治疗中留针时相维持在 30 分钟的必要性。肖蕾[17]等通过试验发现电针大椎穴治疗感冒高热临床疗效良好，并认为其能够通过神经传导通路达到大脑皮层、促进大脑皮层和下丘脑的神经元活动加强，反射性调节中枢神经系统，使体温调定点下移，达到降温的目的。此外，罗小军[18]等通过 Meta 分析得出结论：已有B 级证据证实灸法治疗感冒的有效性，已有 B 级证据表明化脓灸比单纯针刺效果好，C 级证据表明温和灸比针刺效果好，C 级证据表明灸法配合其他对比西药中药相比单纯西药效果好或疗效相当。但目前关于针灸疗法治疗感冒的机制研究较少，证据仍不充分。

二、穴位贴敷

《素问》中有云"圣人不治已病治未病，不治已乱治未乱"。现如今，随着生活水平逐渐提高、保健意识逐渐增强，"治未病"（未病先防、既病防变）的思想深入人心。有证据表明，基于中医传统理论的贴敷疗法能够调节人体阴阳平衡，扶助正气，预防和治疗感冒。从中医理论角度出发，贴敷所用之辛温药物（常用白芥子、延胡索、姜汁等）能够直接作用、刺激穴位，调动局部经气，通过腧穴汇聚脏腑气血的特殊作用，遍达周身，发挥行气血、营阴阳的整体作用。现代研究认为[19]，这一给药途径能够：①减少或避免肝脏代谢首过效应，提高药物生物利用度；②药物刺激血管扩张，促进局部或周身血液循环，增强新陈代谢，提高细胞免疫和体液免疫功能，改善机体免疫状态，增强抗病能力；③刺激皮肤神经末梢感受器，形成新的反射，破坏原有病理反射联系，在大脑皮层形成新的兴奋灶，遗留痕迹反射，长期抑制作用改变下丘脑-垂体-肾上腺皮质轴的功能状态。吴耀持[20]等试验证明敷贴感冒灸与口服银翘片相比疗效相当，无明显差异。此外，有研究表明[21]中药穴位贴敷疗法对于治疗感冒发热者较口服解热镇痛药酚麻美敏片相比具有更明显疗效。

三、导引疗法

隋代巢元方《诸病源候论》为现存的一部"医学气功的专著"，基于此经典，结合练习导引的实践经验与体会，张海波[22]等编创了预防治疗感冒的导引功法，除预备式和收式之外，共有五节正功，分别为"努肩缩项除寒热、撑臂推颌营卫和、按枕拉脊通阳气，撑手顿足肌表彻，搓掌摩面肺窍乐。"目前尚无确切临床证据表明其有效性，但对于感冒的治疗也可谓一种新尝试、新拓展。

第九节 预防与调护

（一）一般预防

保持良好的个人及环境卫生，勤洗手，使用肥皂或洗手液并用流动水洗手，不用污浊的毛巾擦手。双手接触呼吸道分泌物后（如打喷嚏后）应立即洗手。打喷嚏或咳嗽时应用手帕或纸巾掩住口鼻，避免飞沫污染他人。流感患者在家或外出时佩戴口罩，以免传染他人。均衡饮食、适量运动、充足休息，避免过度疲劳。每天开窗通风数次，保持室内空气新鲜。在流行性感冒的流行期间，减少外出的同时也要减少不必要的集体活动，实在需要外出或需要接触人群至少要戴上口罩。

（二）疫苗预防

1. 流行性感冒减毒活疫苗 流行性感冒减毒活疫苗对于一般的群众都适合使用，在常规情况下，用鼻腔喷雾法或者是滴鼻法。但目前规定只能在 16~65 岁之间的健康人才能使用，因为 7~15 岁的儿童接种发热的反应比较高，但一般来说，不会影响到他们的学习。

2. 流行性感冒灭活疫苗 流行性感冒灭活疫苗适用于高危人群，这里的高危人群主要是指婴幼儿，65 岁以上的老人，孕妇，慢性病患者，心血管疾病（先天性、风湿性、高血压性心脏病），慢性肺疾患（哮喘、支气管扩张症等），慢性代谢性疾病如糖尿病、肾病及慢性肾炎，慢性神经系统疾病特别有呼吸肌麻痹及肌力减弱者以及免疫抑制剂应用者。除上述人群外，医师、护士、托儿所保健人员以及与高危人群密切接触的人，要同样按照高危人群对待。

（三）饮食、药物预防

1. 饮食预防 食疗对预防感冒和感冒的早期治疗都有较好的效果。平时多吃对病毒有一定抑制作用的富含铁、锌、钙、蛋白质、维生素的食物，可以预防感冒。

2. 药物预防

（1）防治风寒感冒的方法：①葱白饮：大葱白 100g，切碎煎汤，趁热饮；②姜茶饮：生姜 10 片，茶叶 7g，煎汤，趁热饮；③姜枣饮：生姜 5 片，大枣 10 枚，煎汤，趁热饮；④三辣饮：大蒜、葱白、生姜各适量，煎汤，趁热饮；⑤桔皮饮：鲜桔皮 50g，糖适量，开水冲泡代茶饮；⑥萝卜饮：萝卜适量，切片煎汤，加食醋少许，趁热饮；⑦白菜根葱汤：白菜根 3 个，洗净切片，加大葱 3 根，煎汤 500ml，加少许白糖，趁热饮。

（2）防治风热感冒的方法：①茶豆饮：绿豆 30g、茶叶 9g、白糖适量。

先将茶叶用纱布包好，与绿豆一起，加水煎煮，待绿豆熟时，去茶叶，加白糖溶化热服。薄荷粥：薄荷 15g 煎取药汁候凉，取粳米 60g，加水煮粥，待粥将成时，加入薄荷汁及适量冰糖，温服；②贝母沙参蒸雪梨：雪梨 1 个去皮核，把贝母 6g、沙参 10g、薄荷 2g 及冰糖适量填入，合起放在碗内加水蒸熟，早晚分食，连吃数日。

第十节　医案选读及文献摘要

一、医案选读

【病案一】

韩某，男，74 岁。1960 年 3 月 28 日初诊。27 日晚发热，体温 38.5℃，微咳，咽红，现下体温 37.9℃，小便黄。脉浮数，舌赤无苔。

证属风热感冒，治宜辛凉。

处方：桑叶 6g，菊花 6g，牛蒡子 6g，连翘 6g，桔梗 4.5g，芦根 15g，僵蚕 6g，竹叶 6g，甘草 3g，香豆豉 9g，薄荷（后下）2.5g，葱白（后下）3 寸。

水煎 2 次，共取 200ml，分早晚 2 次温服，连服 2 剂。

3 月 30 日复诊：服药后热退，体温 36.4℃，咳嗽减轻，但痰滞不利。舌红无苔，脉缓和。

感冒基本已愈，治宜调和肺胃，兼化痰湿。

处方：瓜蒌壳 6g，橘红 6g，川贝母 4.5g，前胡 4.5g，茯苓 9g，天冬 9g，竹茹 6g，枇杷叶 9g，芦根 12g。

水煎 2 次，共取 160ml，兑蜂蜜 30g，分早晚 2 次温服，连服 2 剂。

（中国中医研究院编．蒲辅周医疗经验．人民卫生出版社，1979）

【病案二】

陈某，55 岁，镇江商人，住镇江西门城外。病名：春温。原因：幼年完婚过早，后伤酒色而患淋浊，服止涩药过早，毒逼于内，致腿缝生鱼口之症数月。显系内因阴虚，外因温邪而发。

证候：头痛恶寒发热，浑身骨疼，大便数日不解，小溲赤，口不渴，腹部拒按，唇齿干燥，咳嗽不爽，脘闷不舒。

诊断：脉浮滑数，两关较大，舌苔淡黄，朱点甚多。脉症合参，断为温病，此《黄帝内经》所谓"冬不藏精，春必病温"也。

疗法：先进桑菊饮加减以清热，继投调胃承气汤加味以下积。

处方：霜桑叶 9g，苦桔梗 6g，净连翘 6g，炒黄芩 4.5g，杭白菊 9g，薄荷叶 2.5g，瓜蒌皮 9g，京赤芍 4.5g，光杏仁 6g，生甘草 1.5g，大贝母 9g，枇杷叶 6g（去毛筋净）。接方：金银花 9g，瓜蒌皮 9g，生甘草 3g，净连翘 9g，生箱黄 6g，黑山栀 9g，川石斛 9g，元明粉 4.5g（冲服），毛知母 4.5g，荸荠 3 枚。

（何廉臣等编著．全国名医验案类编．山西科学技术出版社，2011）

二、文献摘要

1.《伤寒论·辨太阳病脉证并治》："太阳中风，阳浮而阴弱。阳浮者，热自发；阴弱者，汗自出。啬啬恶寒，淅淅恶风，翕翕发热，鼻鸣干呕者，桂枝汤主之。"

2.《景岳全书·杂证谟》："伤风之病，本由外感，但邪甚而深者，遍传经络，即为伤寒；邪轻而浅者，止犯皮毛，即为伤风。皮毛为肺之合而上通于鼻，故其在外则为鼻塞声重。甚者并连少阳、阳明之经，而或为头痛，或为憎寒发热；其在内则多为咳嗽，甚则邪实在肺，而为痰为喘。有寒胜而受风者，身必无汗而多咳嗽，以阴邪闭郁皮毛也。有热胜而受风者，身必多汗，恶风而咳嗽，以阳邪开泄肌腠也。有气强者，虽见痰嗽，或五六日，或十余日，肺气疏则顽痰利，风邪渐散而愈也。有气弱者，邪不易解而痰嗽日甚，或延绵数月，风邪犹在，非用辛温，必不散也。有以衰老受邪，而不慎起居，则旧邪未去，新邪继之，多致终身受其累，此治之尤不易也。盖凡风邪伤人，必在肩后颈根、大杼、风门、肺俞之间，由兹达肺，最近最捷，按而酸处，即其径也。故凡气体薄弱，及中年以后血气渐衰者，邪必易犯，但知慎护此处，或昼坐则常令微暖，或夜卧则以衣帛之类密护其处，勿使微凉，则可免终身伤风咳嗽之患。此余身验切效之法，谨录之以告夫惜身同志者。"

3.《类证治裁·伤风》："风者天之阳。经云：虚邪贼风，阳先受之，风邪伤卫，故腠理疏者，善病风。其症恶风有汗，脉浮头痛鼻塞声重，咳嗽痰多，或憎寒发热，惟其人卫气有疏密，感冒有浅深，故见症有轻重，治法不宜表散太过，不宜补益太早，须察虚实，审轻重，辨寒热，顺时令。经云：风淫所胜，平以辛凉，佐以苦甘。凡体实者，春夏治以辛凉，秋冬治以辛温，解其肌表，风从汗散。体虚者，固其卫气，兼解风邪，恐专行发散，汗多亡阳也。如初起风兼寒，宜辛温发表，郁久成热，又宜辛凉疏解，忌初用寒凉，致外邪不得疏散，郁热不得发越，重伤肺气也。如体虚感风，微觉寒热，参归桂枝汤加陈皮。风伤肺卫，寒热头痛，咳嗽脘闷，豉桔汤。风伤营卫，头痛，咳则闪烁筋掣，当归建中汤。太阳伤风，发热自汗恶风，桂枝汤。伤风头痛，鼻塞声重，川芎茶调散。伤风兼寒，咳嗽发热，柴陈煎。风温伤肺，身痛脘痹，栀豉汤加象贝、杏仁、郁金、枳壳、桑叶、栝蒌。暑风上受，痰热喘嗽，竹叶石膏汤加桔、杏、蒌、草、陈皮、滑石。感风兼湿，头目如蒙，痰稠胸闷，通草、豆豉、浓朴、滑石、桔梗、杏仁、栝蒌。火伤风，火郁燥嗽咽痛，甘桔汤加薄荷、元参、黄芩、前胡、花粉。热伤风，咳而咽痛，鼻塞吐痰，消风散加减。风邪外闭，肢节烦痛，里有郁热，羌活散加减。时行感冒，寒热往来，伤风无汗，参苏饮、人参败毒散、神术散。"

4.《医理真传》卷一："夫病而曰外感者，病邪由外而入内也。外者何？风寒暑湿燥火六淫之气也。"

5.《证治要诀》卷二："感冒为病，亦有风寒二证，即是伤寒外证初起之轻者，故以感冒名之。"

参考文献

[1] 邓英. 关于中医病名与西医病名的对照采用 [J]. 湖南中医药导报，1996，2（3）：46-47.

[2] 徐光勋，郭玉红，徐向东，等. 时行感冒的中医学病机与临床研究概述 [J]. 北京中医药，2013，32（2）：93-94.

[3] 中华中医药学会肺系病专业委员会. 普通感冒中医证候诊断标准（2013版）[J]. 中医杂志，2014，55（4）：350-351.

[4] 李继明. 论中医外感致病因素 [J]. 成都中医药大学学报，2004，27（2）：51.

[5] 黎敬波. 外感病因及其致病特点探讨 [J]. 上海中医药大学学报，1999，13（4）：9.

[6] 李亚，李素云，李建生，等. 流行性感冒中医证素分布规律的文献分析 [J]. 辽宁中医杂志，2010，37（2）：238-240.

[7] 任继学. 时行感冒 [J]. 中国中医药现代远程教育，2004，5（2）：26-28.

[8] 欧阳茵香，唐清艳，陈永忠，等. 连花清瘟胶囊治疗甲型 H1N1 流感的临床研究 [J]. 中国医药导报，2010，7（30）：6-8.

[9] 刘兴峰，尚晓丽，田云粉，等. 感冒消炎片治疗儿童甲型 H1N1 流感临床试验评价 [J]. 昆明医学院学报，2011，32（5）：99-102，110.

[10] 徐红日. 益气清瘟解毒合剂治疗流行性感冒的疗效评价及其部分作用机制研究 [D]. 北京：北京中医药大学中医内科呼吸热病专业，2007.

[11] 王丽娟. 金银花的研究进展 [J]. 医学信息，2010，8：2293-2295.

[12] 徐玉田. 黄芩的化学成分及现代药理作用 [J]. 光明中医，2010，25（3）：544-545.

[13] 吴正正，黄秀榕，祁明信. 中医药与细胞因子研究进展 [J]. 中草药，2003，34（9）：附10.

[14] 程民，赵青. 针灸疗法治疗感冒 [J]. 现代中西医结合杂志，2005，14（5）：620.

［15］谢强，杨淑荣，邓珊珊，等."升阳祛霾"针灸法治疗风寒感冒的临床研究［J］.江西中医学院学报，2009，21（1）：23-25.

［16］曹宏波.不同留针时间对风寒感冒的临床疗效对照［D］.成都：成都中医药大学针灸推拿学专业，2011.

［17］肖蕾，蒋戈利，赵建国，等.电针大椎穴治疗感冒高热138例临床研究［J］.中国中医药信息杂志，2007，14（1）：23-25.

［18］罗小军，熊俊，陈日新.基于现代文献的灸法治疗感冒的临床证据研究［J］.时珍国医国药，2014，25（9）：2282-2285.

［19］于哲，高明利.春秋分风湿免疫穴位贴敷防治感冒270例［J］.实用中医内科杂志，2013，27（3）：38-40.

［20］吴耀持，汪崇淼.敷贴感冒灸治疗感冒53例分析［J］.中医药学刊，2003，21（4）：632.

［21］刘吉昌，韩凡，孙璐.中药穴位贴敷法治疗感冒发热40例临床观察［J］.临床医学工程，2012，19（8）：1346-1348.

［22］张海波，韩昌乐，刘峰.《诸病源候论》感冒导引法研究［J］.世界中西医结合杂志，2011，6（5）：420-423.

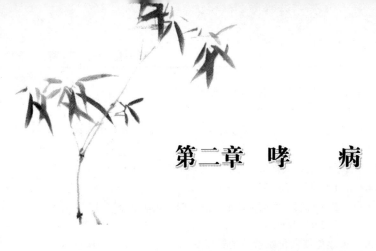

第二章 哮 病

第一节 疾病概述

　　哮病是一种发作性的痰鸣气喘疾患，临床以发时喉中有哮鸣声，呼吸气促困难，甚则喘息不能平卧为特征。其病因以外邪袭络、饮食碍络、情志伤络、体虚络伤、痰饮伏络为主。基本病机为发作期以络痰遇感，络气闭逆，肺络失调，壅阻气道，肺失宣降为主；缓解期以肺肾络虚、心肾络衰为主。病性总属邪实正虚之证。发作时为痰阻气闭，以邪实为主，有寒、热、寒包热、风痰、虚哮之分。未发时以正虚为主，辨清肺、脾、肾三脏之所属。大发作时邪实与正虚错综并见，肺肾两虚，病及于心，甚则喘脱。其病位在肺，与脾、肾关系密切。辨证分型主要有发作期与缓解期两大类。发作期分为络伤冷哮证、络伤热哮证、络伤风痰哮证、络伤寒包热哮证、络伤虚哮证，缓解期分为肺络绌急证、肺脾络虚证、肺肾络虚证、瘀阻肺络证。治疗总以"发时治标，平时治本""络以通为用"为基本原则，但应根据邪正虚实、病程新久以及全身症状随证变法，尤应重视宣肺通络。哮病属反复发作性肺络疾病，缠绵难愈，预后不良。

第二节 历史沿革

　　《内经》虽无哮病之名，众多篇章里均有关于哮病症状、病因病机的记载。如《素问·阴阳别论》所说之"阴争于内，阳扰于外，魄汗未藏，四逆而起，起则熏肺，使人喘鸣"即包括哮病症状在内。汉·张仲景《金匮要略》篇章里对哮病的临床表现及治疗论述颇详。如《金匮要略·肺痿肺痈咳嗽上气病脉证并治》篇曰："咳而上气，喉中水鸡声，射干麻黄汤主之。"明确指出了哮病发作时的特征及治疗，并从病理上将其归属于痰饮病中的"伏饮"证。在《金匮要略·痰饮咳嗽病脉证并治》篇中指出"膈上病痰，满喘咳吐，发则寒热，背痛腰疼，目泣自出，其人振振身瞤剧，必有伏饮"。元·朱丹溪首创哮喘病名，在《丹溪心法》一书中作为专篇论述，并阐明病理因素"哮喘必用薄滋味，专主于痰"，提出"未发以扶正气为主，既发以攻邪气为急"的治疗原则。明·虞抟《医学正传》进一步对哮与喘作了明确的区别，指出"哮以声响言，喘以气息言"。对于哮病的病因众多医家论述极详，观点不一。如《临证指南医案·哮》所说之"若夫哮证，亦由初感外邪，失于表散，邪伏于里，留于肺俞"指出外邪侵袭能够诱发哮病。《医碥·哮喘》曰："哮者……得之食味酸咸太过，渗透气管，痰入结聚，一遇风寒，气郁痰壅即发。"阐明饮食不当是哮病的主要病因之一。《景岳全书·喘促》曰："喘有夙根，遇寒即发，或遇劳即发者，亦名哮喘。"《症因脉治·哮病》亦指出"哮病之因，痰饮留伏，结成窠臼，潜伏于内，偶有七情之犯，饮食之伤，或外有时令之风寒束其肌表，则哮喘之症作矣"，进一步指出"伏痰留肺"是哮喘之"夙根"。对于哮病的治疗《景岳全书·喘促门》所论之"未发以扶正气为主，既发以攻邪气为急。扶正气者，须辨阴阳，阴虚者补其阴，阳虚者补其阳。攻邪气者，须分微甚，或散其风，或温其寒，或清其痰火。然发久者，气无不虚，故于消散中宜酌加温补，或于温补中宜量加消散，此等证候，当惓惓以元气为念，必致元气渐充，庶可望其渐愈，若攻之太过，未有不致日甚而危者。"堪为哮病辨治纲领，临证应用准则。后世医家鉴于"哮必兼喘"，故一般统称"哮喘"，而简名"哮证""哮病"。

第三节　病 因 病 机

一、病因

（一）外邪袭络

外感风寒或风热之邪，未能及时表散，蕴于肺络，肺络失调，壅阻肺络之气，气不布津，聚液生痰，痰浊内生而致哮喘。

1. 风　风为阳邪，易袭人体阳位，肺之阳络居外，上为华盖，正为阳位，故风邪容易侵袭肺之阳络，正如《素问·太阴阳明论》曰："伤于风者，上先受之"。风性主动，侵袭肺之气络，导致肺络失调，气络绌急、挛缩，肺失宣降，气不化津，聚液生痰，发为哮喘。

2. 寒　寒为阴邪，其性凝滞、收引，故寒邪侵袭肺脏，常可导致肺之气络拘紧挛缩、舒缩失调，肺气升降失常，津液输布失常，津液凝聚，痰浊内生而致哮。

3. 热（火）　火热之性炎上，易伤及人体津液，炼液成痰。若侵袭肺络，未能及时表散，蕴于肺络，可壅阻肺气，气不布津，聚液生痰，痰浊内生而致哮喘。

（二）情志伤络

情志不遂，忧思气结，肺络郁滞，肺络之气痹阻，气机不利，或郁怒伤肝，肝气上逆犯肺，络脉闭塞，肺失宣降，津液代谢障碍，痰浊内生而致哮喘。

（三）饮食碍络

饮食不节，暴饮暴食，气机阻滞，肺络壅塞，或偏嗜肥甘厚味、辛辣炙煿，蕴热生痰，阻于肺络，或过食生冷，寒饮内停，聚于肺络，或进食海膻发物，污秽毒邪经脾转输至肺，肺络不利，以致肺络失调，痰浊内生，壅塞气道，而致哮喘诱发。

（四）体虚络伤

素质不强，肾虚精气不足则沿络脉子盗母气，而致肺络失调，络气虚滞。病后体虚，或反复感冒、咳嗽日久等，皆可导致肺气耗伤，气络空虚。肺络之气不足，阳虚阴盛，气不化津，痰饮内生，或阴虚阳盛，热蒸液聚，痰热胶固，痰阻肺络，络息成积，均可导致哮喘的反复发作，迁延难愈。

（五）痰饮伏络

伏痰藏于肺络，每因气候变化、饮食失宜、情志刺激、劳累过度而诱发，以致脏腑阴阳失调，素体偏盛偏虚，痰饮深伏肺络，络脉损伤，肺络瘀塞，对津液的运化失常，肺不能布散津液，脾不能输化水精，肾不能蒸化水液，而致凝聚成痰。痰湿阻塞肺之气络，气络郁滞，影响肺之宣发肃降，导致哮喘的发生。

二、病机

（一）基本病机

1. 络痰遇感　哮喘的病理因素以痰为主。痰的产生主要由于人体津液不归正化，凝聚而成，若伏藏肺络，经久不愈，久之必入络脉，痰饮深伏肺络，络脉损伤，肺络瘀塞，络息成积，成为哮喘发病的潜在"夙根"，由各种诱因如气候变化、饮食失宜、情志刺激、劳累过度而诱发，这些诱因往往错杂相关，其中尤以气候变化为主。哮喘"夙根"的实质，主要在于脏腑阴阳失调，素体偏盛偏虚，肺络郁滞，痰瘀阻络，络脉受损，对津液的运化失常，肺不能布散津液，脾不能输化水精，肾不能蒸化水液，而致凝聚成痰，若痰伏肺络则成为哮喘发病的潜在病理因素。

发作时的基本病理变化主要为"伏痰"遇感引触，痰随气升，气因痰阻，相互搏结，壅塞气道，肺络气管狭窄，通畅不利，络气郁滞，肺络之气宣降失常，引动停积之痰，痰络互结，壅于气道，而致痰鸣如吼，气息喘促。正如《类证治裁》所说："症由痰热内郁，风寒外束，初失表散，邪留肺络。宿根积久，随感辄发……胶痰与阳气并于膈中，不得泄越，热雍气逆，声粗为哮。"

2. 络气闭逆 郁怒伤肝，肝气上逆犯肺或肺朝百脉、主治节功能失调，逆犯脾肾两脏，以致肺络郁滞，肺络之气闭阻，气机不利，络脉闭塞，肺失宣降，津液代谢障碍，痰浊内生而致哮喘。

3. 肺络失调 肺络失调是指肺之气络由于受到多种外感和内伤病因的影响而出现肺络绌急、舒缩失度的表现。外感风寒之邪，邪气束肺，肺失宣降，肺络绌急不通，气不化津，聚液生痰而致哮喘；风热或风燥之邪侵袭肺络，耗气伤津，肺络失润，舒缩失常，肺气不利，津液不得输布，聚生痰浊，引发哮喘；风湿之邪侵袭肺脏，常因其重浊、黏滞之性，阻滞于肺络，引起肺络挛缩不舒，气机停滞，津聚成痰，肺气宣降失常，引发哮喘；若内有"伏痰"停积于肺络，则可引起肺络绌急不舒，肺气不利，气与痰搏，痰鸣如吼，导致肺络舒缩失调、绌急挛缩，诱发哮喘。若哮喘失治、误治，反复发作，耗伤肺气，以致气络空虚，气失所主，气不布津，反聚而生痰，常致哮喘迁延难愈、发作加重；饮食不节，耗伤脾气，久则土不生金，肺气不足，络脉空虚失养，舒缩无度，肺络绌急，通调失司，痰浊内伏，发为哮喘；久病房劳，肾气亏虚，金水不相生，以致肺络失养、绌急收缩，易致外邪侵袭，哮喘反复发作。总之，肺络失调包括虚实两个方面，总体病机均由肺络绌急、舒缩失调，以致肺络失调，津液失布，痰气搏结，发为哮喘。

4. 肺肾络虚 哮喘长期反复发作，寒痰伤及脾肾阳络，痰热耗灼肺肾阴络，则可从实转虚，在平时表现为肺、脾、肾等脏气虚弱之候。肺虚不能主气，肺络之气不足，络气虚滞，气不化津，则痰浊内蕴，肃降无权，并因卫外不固，而更易外邪袭络而诱发；肾虚精气亏乏，摄纳失常，阳络、气络失于温煦，肾络空虚，则阳虚水泛为痰，或阴虚虚火灼津成痰，阴络、血络失于濡养，津液耗伤，肾气受损，上干于肺，加重肺络之气升降失常。

5. 心肾络衰 哮喘大发作肺肾络虚，严重者肺不能治节心血运行，肾虚命门之火不能上济于心，心之阳络亦受累，痰浊壅盛，上蒙清窍，痰饮阻络，络气亏虚，肺肾之络两亏，气阴耗伤，心肾阳络两衰，而致喘脱危候。

（二）病机演变

哮喘大发作，持续不解，邪实与正虚错综并见，病久入络，肺肾络虚，痰浊壅盛，痰湿阻络，肺络失调，严重者肺不能治节心血运行，肾虚命门之火不能上济于心，心之阳络亦受累，而致络脉壅塞绌急，络息成积，甚至发生喘急鼻煽，胸高气促，张口抬肩，汗出肢冷，面色青紫，肢体浮肿，烦躁昏昧等络伤喘脱危候。如长期不愈，反复发作，病由肺脏影响及脾、肾、心，络虚不荣，络脉损伤，可导致肺气胀满不能敛降之肺胀重证。

"久病入络""久病多瘀""久病多痰"，肺络失调，络气郁滞，气不化津，痰湿内生，酿生毒邪，进而浸渍肺络，严重影响肺之生理特性及功能，致使病情愈加复杂。

第四节　诊查要点

1. 多与先天禀赋有关，家族中可有哮病史。常由气候突变，饮食不当，情志失调，劳累等诱发。

2. 呈反复发作性。发时常多突然，可见鼻痒、喷嚏、咳嗽、胸闷等先兆。喉中有明显哮鸣声，呼吸困难，不能平卧，甚至面色苍白，唇甲青紫，约数分钟、数小时后缓解。

3. 平时可一如常人，或稍感疲劳、纳差。但病程日久，反复发作，导致正气亏虚，可常有轻度哮鸣，甚至在大发作时持续难平，出现喘脱。

第五节　类证鉴别

一、哮病与喘证

哮病和喘证都有呼吸急促、困难的表现。哮必兼喘，但喘未必兼哮。哮指声响言，喉中哮鸣有声，是一种反复发作的独立性疾病；喘指气息言，为呼吸气促困难，是多种肺系急慢性疾病的一个症状。《临证指南医案·哮》认为喘证之因，若由外邪壅遏而致者，"邪散则喘亦止，后不复发……若因根本有亏，肾虚气逆，浊阴上冲而喘者，此不过一二日之间，势必危笃……若夫哮证……邪伏于里，留于肺俞，故频发频止，淹缠岁月"。分别从症状特点及有无复发说明两者的不同。

二、哮病与支饮

支饮亦可表现痰鸣气喘的症状，大多由于慢性咳嗽经久不愈，逐渐加重而成咳喘，病情时轻时重，发作与间歇的界限不清，以咳嗽和气喘为主，与哮病之间歇发作，突然起病，迅速缓解，喉中哮鸣有声，轻度咳嗽或不咳有明显的差别。

第六节 辨证论治

一、辨证思路

首应辨清邪正虚实。发时以邪实为主，当分络伤寒、热、寒包热、风痰、虚哮之不同，注意是否兼有表证。而未发时以正虚为主，应辨阴阳之络偏虚，肺脾肾三脏络脉之所属。若久发正虚，虚实错杂者，当按病程新久及全身症状辨别其主次。其次应注意外感与内伤之不同。外感多由风寒、风热、风湿之邪侵袭肺络所致；内伤则多为"伏痰"壅滞于肺络，以致肺络绌急。

二、治疗原则

当宗朱丹溪"未发以扶正气为主，既发以攻邪气为急"之说，以"发时治标，平时治本"为基本原则，同时根据络病理论"络病必通，寓通于补"治疗原则，虚实不同确定通补络脉治疗大法，发时攻邪治标，祛痰通络，寒痰宜温化宣肺通络，热痰当清畅肺络化痰，属风痰者又当祛风涤痰通络，寒热错杂者当清温并施，表证明显者兼以解表开络。平时应扶正治本，肺络绌急者宜解绌理络，肺脾络虚者当健脾益气和络，肺肾络虚者应补益肺肾养络，瘀阻肺络者宜化瘀通络。反复日久，正虚邪实者，又当兼顾，不可单纯拘泥于祛邪或补虚。若发生喘脱危候，当急予扶正救脱，补虚荣络。

三、辨证分型

(一) 发作期

1. 络伤冷哮证

证候：喉中痰鸣如水鸡声，呼吸急促，喘憋气逆，胸膈满闷如塞，咳不甚，痰少咯吐不爽，色白而多泡沫，口不渴或渴喜热饮，形寒怕冷，天冷或受寒易发，面色青晦，舌苔白滑，脉弦紧或浮紧。

治法：宣肺散寒化痰，缓急通络平喘。

代表方：射干麻黄汤或小青龙汤加减。

2. 络伤热哮证

证候：喉中痰鸣如吼，喘而气粗息涌，胸高胁胀，咳呛阵作，咳痰色黄或白，黏浊稠厚，排吐不利，口苦，口渴喜饮，汗出，面赤，或有身热，甚至有好发于夏季者，舌苔黄腻，质红，脉滑数或弦滑。

治法：清热宣肺化痰，清畅肺络定喘。

代表方：定喘汤或越婢加半夏汤加减。

3. 络伤风痰哮证

证候：喉中痰涎壅盛，声如曳锯，或鸣声如吹哨笛，喘急胸满，但坐不得卧，咳痰黏腻难出，或为白色泡沫痰液，无明显寒热倾向，面色青黯，起病多急，常倏忽来去，发前自觉鼻、咽、眼、耳发痒，喷嚏，鼻塞，流涕，胸部憋塞，随之迅即发作，舌苔厚浊，脉滑实。

治法：祛风涤痰，通络平喘。

代表方：三子养亲汤加减。

4. 络伤寒包热哮证

证候：喉中哮鸣有声，胸膈烦闷，呼吸急促，喘咳气逆，咳痰不爽，痰黏色黄，或黄白相兼，发热，恶寒，无汗，身痛，口干欲饮，大便偏干，舌苔白腻罩黄，舌尖边红，脉弦紧。

治法：清化痰热，散寒平喘，解表开络。

代表方：小青龙加石膏汤或厚朴麻黄汤加减。

5. 络伤虚哮证

证候：喉中哮鸣如鼾，声低，气短息促，动则喘甚，发作频繁，甚则持续喘哮，口唇、爪甲青紫，咳痰无力，痰涎清稀或质黏起沫，面色苍白或颧红唇紫，口不渴或咽干口渴，形寒肢冷或烦热，舌质淡或偏红，或紫黯，脉沉细或细数。

治法：补肺纳肾，降气化痰，荣养肺络。

代表方：平喘固本汤加减。

附：络伤喘脱危证

证候：哮病反复久发，喘息鼻煽，张口抬肩，气短息促，烦躁，昏蒙，面青，四肢厥冷，汗出如油，脉细数不清，或浮大无根，舌质青黯，苔腻或滑。

治法：补肺纳肾，扶正固脱，补虚荣络。

代表方：回阳救急汤合生脉饮加减。

（二）缓解期

1. 肺络绌急证

证候：呼吸急促，喉中哮鸣，胸闷憋气，咳嗽不已，伴形寒肢冷，面色晦滞带青，口不渴，舌苔白滑，脉弦紧或浮紧，或伴烦闷，汗出，面赤，口渴喜饮，舌质红，苔黄腻，脉滑数或弦数。

治法：寒哮者温肺化痰，解绌理络；热哮者清肺化痰，解绌理络。

代表方：寒哮用射干麻黄汤加减；热哮用定喘汤加减。

2. 肺脾络虚证

证候：气短声低，喉中时有轻度哮鸣，痰多质稀，色白，自汗，怕风，常易感冒，倦怠无力，食少便溏，舌质淡，苔白，脉细弱。

治法：健脾益气，补肺和络。

代表方：六君子汤加减。

3. 肺肾络虚证

证候：短气息促，动则为甚，吸气不利，咳痰质稀起沫，脑转耳鸣，腰酸腿软，心慌，不耐劳累。或五心烦热，颧红，咽干，舌质红少苔，脉细数；或畏寒肢冷，面色苍白，舌苔淡白，质胖，脉沉细。

治法：补肺益肾，补虚养络。

代表方：生脉地黄汤合金水六君煎加减。

4. 瘀阻肺络证

证候：咳逆倚息不得卧，胸闷喘促，面色黧黑，心下痞坚，口唇发绀，面浮肢肿，舌紫黯苔白，脉细涩。亦有急性肺络瘀塞证，常见久卧患者突发胸痛，伴有呼吸喘促，口唇发绀，甚至猝死。

治法：益肺温阳，清热化痰，化瘀通络。

代表方：木防己汤加减。

第七节　治疗发微

一、从"肝"论治

哮喘从肝论治理论最早出于《黄帝内经》。如《素问·脉要精微论》云："肝脉搏坚而长……当病坠若搏，因血在胁下，令人喘逆。"《素问·经脉别论》又云："有所坠恐，喘出于肝。"肺肝两脏一升一降调节气机畅达，诚如《素问·刺禁论》所言："肝生于左，肺藏于右。"另一方面，肺主气，司呼吸，调节全身之气，肝藏血，主疏泄，调节全身血量，一主血，一主气，共同调节气血。其次肺肝两脏共同护卫抗邪，在经络上又相互联系。《灵枢·经脉》云："肝足厥阴之脉……属肝，络胆，上贯膈，布胁肋……其支者，复从肝，别贯膈，上注肺。"每因情志刺激，肝失条达或肝郁气滞，土失木疏，脾胃运化失常，水谷精微不得输布，聚湿成痰；哮喘的发病与瘀血有关，瘀血与肝主疏泄关系最为密切，正如《素问·生气通天论》所云："大怒则形气绝，而血菀于上，使人薄厥。"哮喘发作之时以气的升降出入失常为主要病理特点，正如李用粹云："气不周流之关键在于肝气不舒。"其次还应注重肝脏与肺脾肾之间的相关影响。临床哮喘从肝论治[1]多采用疏肝理肺、清肝泻肺、平肝化痰、镇肝止咳、疏肝解郁、暖肝调质等方法的综合运用。

二、从"络"论治

络脉是指经络和血脉中纵行径直部分的各级分支。其中，分布于体表的络脉称为阳络；循行于人体分肉之里，或布散于脏腑，成为相应脏腑组织结构的有机组成部分的络脉称为阴络。二者均为络脉的组成部分，相互连接，没有绝对的界限，但阳络偏于表、偏于外，阴络偏于里、偏于内，二者均以相应的脏腑为依托，并成为脏腑功能实现的主要结构基础之一。阴络、阳络是根据络脉的空间结构划分，气络、血络则是根据络脉的生理功能界定，阴阳之中可分气血，气血之内可划阴阳，即阴络（或阳络）之中也有气络、血络之分，气络（或血络）之中亦有阴络、阳络之别。肺络，作为络脉系统的一部分，狭义上属于阴络，即叶天士《临证指南医案》所言："阴络乃脏腑隶下之络"，广义肺络则指肺经和肺系血脉、气管的各级分支及其附属结构，包括现代医学的肺循环，气管、各级支气管、肺泡，肺经分布范围的皮肤、黏膜等，及依附上述结构的神经、内分泌、免疫调节系统等。肺的生理功能和生理特性多以肺络为中介，濡养肺叶的气血亦多以肺络为通道，肺络失调，络气郁滞，气不化津，津液输布异常，津液凝聚，痰浊内生，引发哮喘。痰瘀互结，相互影响，痰瘀阻于络脉，此时，滋阴、祛痰、化瘀之法尚欠周全，因络腔中痰瘀难去，络脉内痰瘀更难去，必需佐入通络之品，否则肺络功能不复，不仅痰瘀生成不断，且药物及人体气血津液等正气难以络脉为介祛邪，影响哮病转归。临床常用通络药物主要分为四类[2]，即辛味通络药，如细辛、桂枝、麝香、桃仁等；虫类通络药，如全蝎、水蛭、蜈蚣、地龙等；藤类通络药，如雷公藤、络石藤、鸡血藤等；络虚通补药，如鹿茸、麦冬、鹿角胶等。

三、从"瘀"论治

哮喘主要病位在肺，肺主气、朝百脉、主治节，瘀血的产生与肺的生理功能失调有密切关系。肺朝百脉功能失调致瘀主要体现在气机郁滞可致血液凝滞，气虚无力推动血行亦致血瘀，并因固摄无能血溢脉外亦可成瘀。肺主通调水道功能失调，肺失宣降，水液不行，聚液成痰，痰浊阻滞，气机不畅，血滞成瘀，痰瘀互化，互为因果。且哮喘病势缠绵，所谓"久病多瘀""久病入络"。如叶天士所说："久发之恙，必伤及络，络乃聚血之所，久病必瘀闭"。唐容川在《血证论·瘀血篇》亦指出："瘀血乘肺，咳逆喘促。""内有瘀血，气道阻塞，不得升降而喘。"瘀的病理实质与气道炎症按现代医学概念，各种致病因子所造成的全身或局部组织器官的缺血、缺氧、血瘀、血循环障碍以及血液流变性和黏滞性异常而导致各组织器官的水肿、炎症渗出、组织变性增生以及血栓形成等一系列的病理变化都概括在血瘀证的病理实质之中。近年来，现代医学研究表明[3]哮喘发作时伴有凝血功能亢进，其中血小板活化因子（PAF）的作用很受重视。PAF不仅激活血小板的功能，而且是引起哮喘最重要的介质。根据凝血功能亢进与血小板激活和PAF的关系，提出活血化瘀疗法治疗哮喘。

第八节 专病论治

本节讨论支气管哮喘。

一、病名归属

众学者根据支气管哮喘的发病机制、临床表现、病势转归等特点，从不同角度对支气管哮喘的中医病名归属做了相关论述，总结而言，主要将其归属于中医"咳嗽""哮病""喘证""肺胀""痰饮"等范畴。支气管哮喘典型症状为发作性伴有哮鸣音的呼气性呼吸困难，典型体征为双肺可闻及广泛哮鸣音，呼气音延长。中医之哮病的诊断依据是喉中有明显哮鸣声，呼吸困难，不能平卧，甚至面色苍白，唇甲青紫，约数分钟、数小时后缓解。故目前来讲，将支气管哮喘归属于中医"哮病"范畴，受到绝大多数学者的赞同。

二、病因病机

总结众多学者论述研究，认为支气管哮喘病因病机在《黄帝内经》中有虚邪贼风、水气乘肺、脉络瘀阻、情志劳倦、气候变迁、肺形异常、肺虚、肺实、肾虚、阳明厥逆、五脏六腑致喘、阳明偏盛、阴阳格拒，共计13种。同时现代研究表明，支气管哮喘病因主要分为外邪侵袭、内伤七情、饮食失宜、病后体虚四个方面。外邪侵袭包括外感六淫或吸入烟尘、花粉、动物毛屑、异味气体等。内因主要是伏痰遇感、肺脾气虚、肺肾两虚。而对其病机的认识，各家不尽相同，总以"发作时以邪实为主，未发时以正虚为主"立论。大发作时邪实与正虚错综并见，肺肾两虚，病及于心，甚则喘脱。基本病机在于发作期以伏痰遇感，肺气闭逆，肺络失调，壅阻气道，肺失宣降；缓解期以肺肾两虚、心肾阳衰为主。又有学者对于支气管哮喘病机从肾论治[4]、从痰论治、从瘀血论治、从宿根论治[5]、从火论治[6]、从五脏相关论治[7]以及病因相合论治等。近来，在络病理论指导下，认为哮病病机为肺络失调，气络郁滞，气不化津，津液凝聚或肺络细急，瘀阻肺络，气不化津，痰湿内生，痰瘀互结，相互影响。总之，众医家对支气管哮喘病机总以"发作时以邪实为主，未发时以正虚为主"论述，从病位的单纯"肺脏论"到兼顾"肺络论""脾肾论"，从简单的"发作时以邪实为主，未发时以正虚为主"概言到气虚、阴虚、阳虚、络虚、痰、热、瘀、毒等的具体化，从单一病机阐述到肺络结合相互探索的过程。

三、辨病辨证论治

（一）辨病

中华医学会呼吸病学会制定的《支气管哮喘防治指南》中的诊断标准：

1. 反复发作喘息、气急、胸闷或咳嗽，多与接触变应原、冷空气、物理、化学性刺激、病毒性上呼吸道感染，运动等有关。

2. 发作时在双肺可闻及散在或弥漫性，以呼气相为主的哮鸣音，呼气相延长。

3. 上述症状可经治疗缓解或自行缓解。

4. 除外其他疾病所引起的喘息、气急、胸闷和咳嗽。

5. 临床表现不典型者（如无明显喘息或体征）应至少具备以下一项试验阳性：①支气管激发试验或运动试验阳性；②支气管舒张试验阳性［一秒钟用力呼气容积（FEV1）增加 15% 以上，且 FEV1 增加绝对值 >200ml］；③最大呼气流量（PEF）日内变异率或昼夜波动率 ≥20%。

符合 1~4 条或 4、5 条者，可以诊断为支气管哮喘。

（二）辨证

辨证论治支气管哮喘主要从肺络理论对其进行辨证分型。

1. 发作期

（1）络伤冷哮证：喉中痰鸣如水鸡声，呼吸急促，喘憋气逆，胸膈满闷如塞，咳不甚，痰少咯吐不爽，色白而多泡沫，口不渴或渴喜热饮，形寒怕冷，天冷或受寒易发，面色青晦，舌苔白滑，脉弦紧或浮紧。

治法：宣肺散寒化痰，缓急通络平喘。

代表方：射干麻黄汤或小青龙汤加减。

（2）络伤热哮证：喉中痰鸣如吼，喘而气粗息涌，胸高胁胀，咳呛阵作，咳痰色黄或白，黏浊稠厚，排吐不利，口苦，口渴喜饮，汗出，面赤，或有身热，甚至有好发于夏季者，舌苔黄腻，质红，脉滑数或弦滑。

治法：清热宣肺化痰，清畅肺络定喘。

代表方：定喘汤或越婢加半夏汤加减。

（3）络伤风痰哮证：喉中痰涎壅盛，声如曳锯，或鸣声如吹哨笛，喘急胸满，但坐不得卧，咳痰黏腻难出，或为白色泡沫痰液，无明显寒热倾向，面色青黯，起病多急，常倏忽来去，发前自觉鼻、咽、眼、耳发痒，喷嚏，鼻塞，流涕，胸部憋塞，随之迅即发作，舌苔厚浊，脉滑实。

治法：祛风涤痰，通络平喘。

代表方：三子养亲汤加减。

（4）络伤寒包热哮证：喉中哮鸣有声，胸膈烦闷，呼吸急促，喘咳气逆，咳痰不爽，痰黏色黄，或黄白相兼，发热，恶寒，无汗，身痛，口干欲饮，大便偏干，舌苔白腻罩黄，舌尖边红，脉弦紧。

治法：清化痰热，散寒平喘，解表开络。

代表方：小青龙加石膏汤或厚朴麻黄汤加减。

（5）络伤虚哮证：喉中哮鸣如鼾，声低，气短息促，动则喘甚，发作频繁，甚则持续喘哮，口唇、爪甲青紫，咳痰无力，痰涎清稀或质黏起沫，面色苍白或颧红唇紫，口不渴或咽干口渴，形寒肢冷或烦热，舌质淡或偏红，或紫黯，脉沉细或细数。

治法：补肺纳肾，降气化痰，荣养肺络。

代表方：平喘固本汤加减。

附：喘脱危证

哮病反复久发，喘息鼻煽，张口抬肩，气短息促，烦躁，昏蒙，面青，四肢厥冷，汗出如油，脉细数不清，或浮大无根，舌质青黯，苔腻或滑。

治法：补肺纳肾，扶正固脱，补虚荣络。

代表方：回阳救急汤合生脉饮加减。

2. 缓解期

（1）肺络绌急证：呼吸急促，喉中哮鸣，胸闷憋气，咳嗽不已，伴形寒肢冷，面色晦滞带青，口不渴，舌苔白滑，脉弦紧或浮紧，或伴烦闷，汗出，面赤，口渴喜饮，舌质红，苔黄腻，脉滑数或弦数。

治法：寒哮者温肺化痰，解绌理络；热哮者清肺化痰，解绌理络。

代表方：寒哮用射干麻黄汤加减；热哮用定喘汤加减。

（2）肺脾络虚证：气短声低，喉中时有轻度哮鸣，痰多质稀，色白，自汗，怕风，常易感冒，倦怠无力，食少便溏，舌质淡，苔白，脉细弱。

治法：健脾益气，补肺和络。

代表方：六君子汤加减。

（3）肺肾络虚证：短气息促，动则为甚，吸气不利，咳痰质稀起沫，脑转耳鸣，腰酸腿软，心慌，不耐劳累。或五心烦热，颧红，咽干，舌质红少苔，脉细数；或畏寒肢冷，面色苍白，舌苔淡白，质胖，脉沉细。

治法：补肺益肾，补虚养络。

代表方：生脉地黄汤合金水六君煎加减。

（4）瘀阻肺络证：咳逆倚息不得卧，胸闷喘促，面色黧黑，心下痞坚，口唇发绀，面浮肢肿，舌紫黯苔白，脉细涩。亦有急性肺络瘀塞证，常见久卧患者突发胸痛，伴有呼吸喘促，口唇发绀，甚至猝死。

治法：益肺温阳，清热化痰，化瘀通络。

代表方：木防己汤加减。

四、专方论治规律探究

支气管哮喘发作期对于消除气道炎症、解除支气管平滑肌痉挛及清除痰浊水液等分泌物的平喘治疗是其重要环节，根据众多学者临床研究，结合古籍文献检索和数据库技术，总结出治疗支气管哮喘的平喘用药规律如下：①辛温解表药：麻黄、细辛、生姜等；②祛痰止咳药：白果、旋覆花、白芥子等；③理气温胃药：陈皮、丁香、甘松等；④清热解毒药：苦参、黄芩、侧柏叶等；⑤解痉平喘药：地龙、钩藤、薤白等。

对于经方、验方总结出其高质量研究设计，对于支气管哮喘循证决策具有重要影响的方药包括：①柴朴颗粒[8]联合常规疗法治疗难治性哮喘；②清养化痰方[9]治疗哮喘慢性持续期；③小青龙汤联合常规西医疗法[10]治疗支气管哮喘；④定喘汤自拟方[11]（炙麻黄，苏子，苏叶，地龙，僵蚕，杏仁，蝉蜕，百部，石菖蒲，川芎）联合常规西药治疗支气管哮喘；⑤中医综合疗法[12]，内服三子养亲汤、玉屏风散、小青龙汤综合加减治疗支气管哮喘。以上诸方以及平喘用药规律望能为众多学者治疗支气管哮喘提供临床治疗新方案。

将数据进行一定的处理，利用数据挖掘中的聚类分析和关联分析，探究近代医家论治支气管哮喘的治法方药规律。对结果分析显示，众医家论治支气管哮喘的治法主要分为中医内治法与中医外治法两类：中医内治法主要有"从肺论治""从肾论治""从肝论治""从痰论治""从瘀论治""从络论治"七个方面；中医外治法主要有穴位贴敷、穴位埋线、穴位注射、发疱疗法、电针疗法、针灸疗法、中医外用制剂七个方面。

第九节　特殊治法

一、穴位贴敷、注射、埋线

适应证：哮喘缓解期，体质偏虚寒的患者。

取穴：①双肺俞、双胃俞、双志室、膻中；②双脾俞、双风门、双膏肓、天突；③双肾俞、双定喘、双心俞、中脘。

操作：取白芥子、细辛、延胡索、甘遂按 4∶4∶1∶1 比例共研细末，取药末 10g，以老姜汁（生姜去皮绞汁过滤）10ml 调和成 1cm×1cm×1cm 大小的药饼，用 5cm×5cm 胶布贴于穴位上，背部穴位均取双侧。每次 1 组，3 组交替使用。每次贴药 1 小时，10 天贴 1 次，共治疗 9 次，疗程三个月。

穴位贴敷、注射、埋线疗法是在中医"冬病夏治""治未病"理论指导下，配合了现代医学"透（经）皮给药系统"理论，体现"未病先防，已病防变"的思想。如《素问·四气调神大论》所说："是故圣人不治已病治未病，不治已乱治未乱，此之谓也。"

冬病夏治穴位贴敷、注射、埋线疗法是在伏天自然界阳气最旺盛之时，顺时就势摄取阳气进行中药穴位敷贴治疗，药物经皮吸收发挥作用。对于穴位贴敷临床多采用白芥子、细辛、延胡索、甘遂等辛温之品助热化痰，贴敷于肺俞、心俞、膈俞，以预防哮喘以及改善症状。对于穴位埋线选穴主要有肺俞、膻中、足三里、定喘穴、膏肓俞等穴位。临床常用穴位注射方式有四联针穴位注射（地塞米松、氨茶碱、山莨菪碱、利多卡因）、黄芪注射液穴位注射、卡介苗多糖核酸穴位注射等。

穴位贴敷、注射、埋线疗法能够协调脏腑、疏通经络、调和气血、补虚泻实使之达到"阴平阳秘"的状态。在固本培元、扶助正气的同时，能明显改善哮喘症状、减轻发作时对机体的损害、提高患者的生活质量，立足临床疗效，发挥中医特色。

二、发疱疗法

发疱疗法是非火热性灸法的一种，古代称为"天灸"，现代称为药物发疱灸、自灸、冷灸等。它是指将某些对皮肤有刺激性的药物涂抹或贴敷在穴位或病处，致使穴位局部皮肤充血、发疱甚至化脓，有如火燎之状，从而达到治疗疾病的一种外治疗法。治疗后所发的水疱会不断刺激穴位，且吸收缓慢，从而维持一个较长的化学、机械刺激作用。主要目的是把药物迅速渗透到皮肤组织中使病灶皮肤处于炎症状态，可大大增加药物吸收。临床主要采用穴位贴敷发疱疗法、拔罐发疱疗法、药饼发疱疗法、发疱膏发疱疗法等。

三、耳穴压籽

适用于咳嗽变异性哮喘。

取穴：肝，肺，气管，神门，皮质下，风溪。

操作：用王不留行籽贴敷耳穴表面，行中等刺激，两耳交替，隔日一次，10 次为一疗程。

四、针灸

1. 哮喘反复　取穴：定喘、膏肓、肺俞、太渊。

操作：补法或补泻兼施。每日 1 次，1 个月为 1 疗程。

2. 哮喘发作　取穴：鱼际。

操作：直刺或针尖向掌心斜刺，深 5 分左右，留针 20 分钟，每隔 5 分钟捻转行针 1 次。每次针一侧，每日 1 次，左右交替，10 次为 1 疗程。

3. 虚证哮喘　取穴：中府、云门、天府、华盖、肺俞。

操作：采用补法或补泻兼施法针刺。每日 1 次，10 次为 1 疗程。

4. 肺脾两虚　取穴：脾俞、肺俞、章门、足三里为主穴，可配用膻中、膏肓、中脘。

操作：补法为主或平补平泻，背俞穴可用温针法或针罐法。隔日 1 次，1 个月为 1 疗程。

5. 肺肾两虚　取穴：肾俞、肺俞、关元、章门为主穴，可配用太溪、气海、志室、定喘、足三里。

操作：以补法为主，背俞穴用温针或针后加灸。隔日 1 次，1 个月为 1 疗程。

针灸疗法具有适应证广、疗效明显、操作方便、经济安全等优点。临床选穴主要有肺俞、定喘、足三里、天突、膻中、大椎、合谷、丰隆、肾俞等。目前认为，针灸治疗支气管哮喘具有提高免疫力、抗炎、抗过敏、降低气道阻力、改善肺功能、平喘等作用。

第十节　调护与预防

一、预防

1. 消除或尽量避免接触变应原。

2. 控制呼吸道感染。

3. 根据身体情况，做适当的体育锻炼，以逐步增强体质，提高抗病能力。

二、调护

1. 生活调护

（1）注意气候的影响。

（2）慎戒接触可诱发哮喘的各种因素，如煤气、杀虫气雾剂、农药、汽油、油漆以及屋尘、蟑螂、花粉等变应原，积极戒烟。

（3）注意保暖，防止感冒，避免因寒冷空气的刺激而诱发。

2. 饮食调养

（1）饮食宜清淡，忌肥甘油腻，辛辣甘甜，防止生痰生火。

（2）避免海膻发物，烟尘异味。

3. 精神调理

（1）保持心情舒畅，避免不良情绪的影响。

（2）劳逸适当，防止过度疲劳，平时可常服玉屏风散、肾气丸等药物，以调护正气，提高抗病能力。

第十一节　临床科研思路

一、回顾性研究

"哮病"作为反复发作性肺络疾病之一，其病因（遗传因素、空气污染、尘螨、化学气味等）、中医特色治疗（穴位贴敷、穴位埋线、中医心理干预疗法、针灸疗法等）依然是临床研究的重点和难点。纵观近年来中医对于哮喘的研究，在病因病机、治疗、方药等方面均取得一定进展，显示中医治疗优势。但目前尚面临问题如下：①辨证分型不够统一；②临床试验设计规范化不足；③制剂工艺落后；④中医药治疗哮喘基础研究相对滞后。当前应开展高质量中医临床研究，规范哮喘辨证，为中医治疗哮喘有效性和安全性提供循证依据，加强哮喘基础研究，为中医药治疗哮喘提供临床诊疗方案与思路。

二、前瞻性研究

中药和针灸治疗哮喘可能具有潜在价值，但目前高质量临床研究较缺乏，少见多中心、大样本且采用随机对照及盲法设计的临床试验，一些针对中医药治疗哮喘有效性和安全性的系统评价也有类似结论；同时大量临床研究以辨证论治为主体，目前尚缺乏对哮喘辨证论治的统一认识，而分期（发作期和缓解期）辨治相对较多；近年来出现越来越多的经方、验方治疗哮喘的临床研究，但其高质量研究设计不多，对循证决策的影响极为有限。尤其对于针灸疗法来说治疗哮喘维持效应相对较弱，推广应用范围有限，天灸疗法对防治哮喘发作的潜在效应值得深入研究。总结以上相关内容，为进一步确定支气管哮喘前瞻性研究提供临床科研思路。

三、Meta 分析的相关应用

Meta 分析是对以往的研究结果进行定量合并的统计分析方法。近年来，随着循证医学的兴起，Meta 分析方法越来越为人们所熟悉、认同和接受，并得到广泛应用。Meta 分析过程包括提出研究问题，制定纳入和排除标准，检索相关研究，汇兑基本信息，综合分析并报告结果等。Meta 分析具有以下优点：增大统计效能；具有科研经济效益；为临床歧见提供新见解；有助于提高医疗水平，节省医疗资源；将研究质量因素列入考虑，利于提升科研水平。查阅 CBM、CNKI、VIP、PubMed 等数据库，支气管哮喘的 Meta 分析研究主要在于支气管哮喘病因（遗传因素、空气污染、尘螨、化学气味等）、中医特色治疗（穴位贴敷、穴位埋线、中医心理干预疗法、针灸疗法等）的方面。Meta 分析对于探索支气管哮喘的证候要素、证候特征、证候演变规律及辨证论治规律，创制哮病治疗方药等方面具有重要意义。

第十二节　医案选读及文献摘要

一、医案选读

【医案一】

王某，女，50 岁，2005 年 7 月 10 日初诊。患支气管哮喘 10 余年，本次因生气而诱发加重。症见：阵发性胸憋，气喘，呼吸困难，痰多色白而黏，咯吐不利，口干口苦，大便秘结。舌红，苔薄白，脉数。治以疏肝解郁，宣肺定喘。处方：柴胡、枳壳、川芎、香附、杏仁、黄芩各 15g，白芍 18g，桔梗 12g，炙麻黄 10g，瓜蒌 30g。服药 5 剂后，咳嗽、气喘明显减轻，咳痰转利，继服上方 10 余剂，咳喘完全缓解，在原方基础上又加用黄芪、补骨脂各 24g，怀山药 18g，连服月余，1 年后随诊，病情稳定。

按：本案因生气而发病。肝郁气结，肝火上逆导致肺气不降而上逆作喘。方中既配伍辛散解郁之柴胡、枳壳、香附等药，又配伍白芍酸柔收敛之品，使散中有收，刚中寓柔；加用黄芩、瓜蒌等以泻肝火、清肺热；用炙麻黄、杏仁、桔梗等以平肝化痰、宣肺定喘；用枳壳、川芎、香附等活血理气之品，既可改善血液循环，缓解支气管痉挛，又可减轻胸憋、气喘诸症，全方共奏疏肝解郁、宣肺定喘之功。哮喘控制后，在原方基础上加用黄芪、怀山药、补骨脂等益肺、健脾、补肾以巩固疗效；并嘱患者在生活中要避免烦躁、郁怒，保持乐观的心情，以增进肝主疏泄的自然职能。（易桂生．从肝论治支气管哮喘［J］．中国中医基础医学杂志，2009，15（5）：373.）

【医案二】

王某，59 岁。因发作性痰鸣气喘 20 余年，复发 2 天，于 2005 年 12 月 8 日前来就诊，患者于 20 余年前"感冒"后出现咳嗽、喘息，当时经治缓解，但此后，咳嗽、憋闷反复发作，一年四季均有发病，频发频止，淹缠岁月，多处求医，其效不佳。2 天前因穿衣单薄而受凉，出现鼻塞流涕，形寒怕冷，气喘，胸喉中哮鸣，难以平卧。查体：神清，精神欠佳，喘憋貌，面色晦黯，口唇青紫，端坐抬肩呼吸，讲话中断成单字，大汗淋漓，桶状胸，心率 122 次/分，齐，无杂音，两肺满布干啰音，呼气相延长，舌苔白滑，脉浮紧数。血常规示：正常范围。X 线胸片：心影瘦长，肋间隙增宽。病因病机分析体质不同，即夙有痰滞气络，今风寒之邪外束，内外因相合，气为痰阻，气道闭拒，可逆性地导致大气出入的道路狭窄。笔者诊为寒哮，果断地认为此处的脉数和大汗淋漓乃哮证发作引起的次证，立即予小青龙汤治疗，结果，3 剂后，喘因宣发气络而平，汗出随之而止，脉来也随之和缓。（夏晨笑．痰滞气络浅探 ［J］．实用中医内科杂志，2006，20（6）：667.）

二、文献摘要

1.《医学统旨》："大抵哮喘，未发以扶正为主，已发以攻邪气为主。亦有痰气壅盛壮实者，可用吐法，大便秘结，服定喘药不效，而用利导之药而安者。必须使薄滋味，不可纯用凉药，亦不可多服砒毒劫药，倘若受伤，追悔何及。"

2.《张氏医通·哮》："凡哮证见胸凸背驼者，此肺络散，为痼疾，不治。"

参 考 文 献

［1］田彦，崔红生. 支气管哮喘从肝论治研究进展 ［J］. 中国中医基础医学杂志，2014，20（4）：552-554.

［2］杨宏志，姚欣. 王鹏从络病论治支气管哮喘经验探析 ［J］. 上海中医药杂志，2015，49（6）：14-15.

［3］葛小平，洪佳璇. 哮喘病血瘀证的研究进展 ［J］. 中国医药学报，2001，16（3）：63-65.

［4］邹思捷，王志英. 从肾论治支气管哮喘研究概况 ［J］. 山东中医杂志，2012，31（4）：301-302.

［5］高伟，苏惠萍. 从"宿根"理论辨治支气管哮喘缓解期的思路 ［J］. 现代中医临床，2016，23（2）：58-59.

［6］王智慧，王檀. 王檀教授从"火"论治哮病［J］. 长春中医药大学学报，2017，33（3）：372-374.

［7］何德平. 支气管哮喘从五脏相关论治［J］. 辽宁中医杂志，2009，36（8）：1301-1303.

［8］魏春华，温明春，于农，等. 柴朴颗粒联合常规疗法治疗难治性哮喘临床观察［J］. 中国中西医结合杂志，2011，31（1）：33-36.

［9］徐立然，王志英，金路，郑志攀. 清养化痰方治疗 41 例支气管哮喘慢性持续期（肺肾阴虚、痰热内蕴证）患者的临床观察［J］. 辽宁中医杂志，2011，38（5）：908-910.

［10］温柠如，黄赫，范英兰，张雅凤. 小青龙汤加减治疗支气管哮喘寒哮型疗效观察［J］. 中华中医药学刊，2015，33（12）：2912-2914.

［11］于鸿，计忠宇，曹继伟，等. 定喘汤治疗支气管哮喘急性发作临床观察［J］. 中国中医药信息，2011，18（11）：81-83.

［12］邹译娴，何朝文，李柏完. 中医综合治疗支气管哮喘 40 例［J］. 实用医学杂志，2008，24（11）：2000-2001.

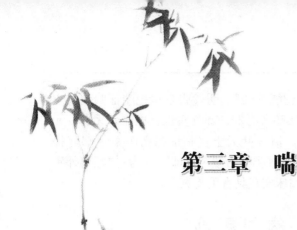

第三章 喘 证

第一节 疾 病 概 述

喘证以呼吸困难，甚则张口抬肩，鼻翼煽动，不能平卧为其临床特征，严重者可致喘脱。病因为六淫袭络，饮食碍络，情志伤络以及久病络虚。病变主要在肺和肾，而与肝、脾、心有关。病理性质有虚实之分。实喘在肺，为邪气壅盛，气失宣降；虚喘主要在肾，为精气不足，肺肾出纳失常。辨证治疗以虚实为纲。实喘有邪，其治在肺，当祛邪利肺通络，分别邪气的不同，予以温宣、清泄、化痰、降气。虚喘正虚，其治主要在肾，当培补摄纳，须辨所病脏器，予以补肺纳肾，或兼养心健脾。喘脱危症应予急救，当扶正固脱，镇摄潜纳。

第二节 历 史 沿 革

喘证的名称、症状表现和病因病机最早见于《黄帝内经》。如《灵枢·五阅五使》篇说："肺病者，喘息鼻张"。《灵枢·本脏》篇："肺高则上气，肩息咳"。提出肺为主病脏，并描述了喘证的症状表现。《素问·五邪》篇说："邪在肺，则病皮肤痛，寒热，上气喘，汗出，喘动肩背。"《素问·举痛论》又说："劳则喘息汗出。"指出喘证病因既有外感，也有内伤，病机亦有虚实之别。此外，《素问·痹论》云："心痹者，脉不通，烦则心下鼓，暴上气而喘。"《素问·经脉别论》云："有所坠恐，喘出于肝。"提示喘虽以肺为主，亦涉及他脏。汉·张仲景《金匮要略·肺痿肺痈咳嗽上气病脉证治》中所言"上气"即是指气喘、肩息、不能平卧的证候，亦包括"喉中水鸡声"的哮病和"咳而上气"的肺胀。金元时期的医家对喘证的论述各有补充。如刘河间论喘因于火热，他说"病寒则气衰而息微，病热则气甚而息粗……故寒则息迟气微，热则息数气粗而为喘也。"元·朱丹溪认识到七情、饱食、体虚等皆可成为内伤致喘之因，在《丹溪心法·喘》中说："六淫七情之所感伤，饱食动作，脏气不和，呼吸之息，不得宣畅而为喘息。亦有脾肾俱虚，体弱之人，皆能发喘"。明代张景岳把喘证归纳成虚实两大证。《景岳全书·喘促》："实喘者有邪，邪气实也；虚喘者无邪，元气虚也。"指出了喘证的辨证纲领。清·叶天士《临证指南医案·喘》提出："在肺为实，在肾为虚"。林珮琴《类证治裁·喘证》认为："喘由外感者治肺，由内伤者治肾。"对指导临床实践具有重要意义。

第三节　病 因 病 机

一、病因

1. 六淫袭络　常因重感风寒，六淫外邪，首先犯阳络，正不胜邪，邪气顺次传入，邪袭于肺，外闭皮毛，内遏肺气，肺络为邪所伤，肺气不得宣畅，肺络失调，气机壅阻，上逆作喘。若表邪未解，内已化热，或肺热素盛，寒邪外束，热不得泄，则热为寒遏，脉络收引，络气不畅，亦气逆作喘；或因风热外袭，内犯于肺，肺络壅实，清肃失司；或热蒸液聚成痰，痰热壅阻肺络，升降失常，发为喘逆。如《景岳全书·喘促》说："实喘之证，以邪实在肺也。肺之实邪，非风寒则火邪耳。"

2. 情志伤络　情志不遂，忧思气结，络气郁滞，气机不利，肺络失调，或郁怒伤肝，肝气上逆于肺，肺络之气不得肃降，升多降少，气逆而喘。《医学入门·喘》所说"惊忧气郁，惕惕闷闷，引息鼻张气喘，呼吸急促而无痰声者"，即属此类。

3. 饮食碍络　过食生冷、肥甘，或嗜酒伤中，脾运失健，水谷不归正化，反而聚湿生痰，痰浊上干，壅阻肺气，络气不通，升降不利，发为喘促。《仁斋直指方》说："惟夫邪气伏藏，凝涩浮涌，呼不得呼，吸不得吸，于是上气促急。"即是指痰涩壅盛的喘证而言。如复加外感诱发，可见痰浊与风寒、邪热等内外合邪的错杂证候。若痰湿久郁化热，或肺火素盛，痰受热蒸，则痰火交阻于肺，痰壅火迫，肺气不降，上逆为喘。若湿痰转从寒化，可见寒饮伏肺，常因外邪袭表犯肺，引动伏饮，壅阻气道，发为喘促。

4. 久病络虚　慢性咳嗽、喘证等肺系病证，迁延未愈，久病络虚，气失所主，气阴亏耗，不能下荫于肾，肾元亏虚，肾络失纳而短气喘促，故《证治准绳·喘》说："肺虚则少气而喘"。或劳欲伤肾，精气内夺，肾之真元伤损，根本不固，不能助肺纳气，气失摄纳，上出于肺，出多入少，逆气上奔为喘。正如《医贯·喘》所言："真元损耗，喘出于肾气之上奔……乃气不归原也。"若肾阳衰弱，肾不主水，水邪泛滥，凌心犯肺，肺气上逆，心阳不振，亦可致喘，表现虚中夹实之候。此外，如中气虚弱，肺气失于充养，亦可因气虚而喘。

二、病机

（一）基本病机

1. 络气郁闭　六淫外侵，七情过极，或痰瘀阻滞，均可使络脉气机升降出入变化失常而致络气郁滞引起咳喘。

2. 络气上逆　络气瘀滞日久，络脉不痛，气机逆乱，络气上逆而致咳喘。

3. 肾络不纳　肾为气之根，主司气之摄纳。若肾元不固，摄纳失常，肾络失纳则气不归元，阴阳气不相续接，致气逆于肺，入少出多而喘。

4. 肺络失调　肺为气之主，司呼吸，外合皮毛，内为五脏华盖，为气机出入升降之枢纽。肺的宣肃功能正常，则吐浊吸清，呼吸调匀，若外邪侵袭，肺络失宣，则络气不调而致喘。

5. 瘀阻肺络　气虚运血无力，或气滞血行不利，导致气血津液输布障碍，津凝为痰，血滞为瘀，痰瘀阻滞于肺，肺功能失调而致喘。

（二）病机演变

应注意喘证的危重证候，若实喘邪气闭肺，见喘息上逆，胸闷如窒，呼吸窘迫，身热不得卧，脉急数者；虚喘见足冷头汗，如油如珠，喘息鼻煽，摇身撷肚，张口抬肩，胸前高起，面赤躁扰，脉浮大急促无根者，为下虚上盛，阴阳离决，孤阳浮越，冲气上逆之危脱证候，必须及时救治，慎加处理。

第四节　诊查要点

1. 以喘促短气，呼吸困难，甚至张口抬肩，鼻翼煽动，不能平卧，口唇发绀为特征。
2. 多有慢性咳嗽、哮病、肺痨、心悸等病史，每遇外感及劳累而诱发。
3. 胸片有助于鉴别诊断。

第五节　类证鉴别

一、喘证与气短

短气亦即少气，主要表现呼吸浅促，或短气不足以息，似喘而无声，亦不抬肩撷肚。如《证治汇补·喘病》说，"若夫少气不足以息，呼吸不相接续。出多入少，名曰气短。气短者，气微力弱，若非喘证之气粗奔迫也。"可见气短不若喘证呼吸困难之甚。但气短进一步加重，亦可呈虚喘表现。

二、喘证与哮病

喘指气息而言，为呼吸气促困难，甚则张口抬肩，摇身撷肚。哮指声响而言，必见喉中哮鸣有声，亦伴呼吸困难。正如《医学心悟》曰："夫喘促喉间如水鸡声者谓之哮，气促而连续不能以息者谓之喘"。喘未必兼哮，而哮必兼喘。

第六节　辨证论治

一、辨证思路

喘证的辨证首当分清虚实。实喘者呼吸深长有余，呼出为快，气粗声高，伴有痰鸣咳嗽，脉数有力，病势多急；虚喘者呼吸短促难续，深吸为快，气怯声低，少有痰鸣咳嗽，脉象微弱或浮大中空，病势徐缓，时轻时重，遇劳则甚。

实喘又当辨外感内伤。外感起病急，病程短，多有表证；内伤病程久，反复发作，无表证。虚喘应辨病变脏器，肺虚者劳作后气短不足以息，喘息较轻，常伴有面色㿠白、自汗、易感冒；肾虚者静息时亦有气喘，动则更甚，伴有面色苍白、颧红、怯冷、腰酸膝软；心气、心阳衰弱时，喘息持续不已，伴有发绀、心悸、浮肿、脉结代。

二、治疗原则

喘证的治疗应当分清虚实邪正。实喘治肺，以祛邪利气通络为主，区别寒、热、痰、气的不同，分别采用温化宣肺通络、清化肃肺通络、化痰理气通络的方法。虚喘以培补摄纳为主，或补肺，或健脾，或补肾，阳虚则温补，阴虚则滋养。至于虚实夹杂，寒热互见者，又当根据具体情况分清主次，权衡标本，辨证选方用药。此外，由于喘证多继发于各种急慢性疾病中，所以还应当注意积极地治疗原发病，不能见喘治喘。

三、辨证分型

（一）实喘

1. 风寒壅络证

证候：喘息咳逆，呼吸急促，胸部胀闷，痰多稀薄而带泡沫，色白质黏，常有头痛，恶寒，或有发热，口不渴，无汗，苔薄白而滑，脉浮紧。

治法：宣肺散寒通络。

代表方：麻黄汤和华盖散加减。

2. 表寒络热证

证候：喘逆上气，胸胀或痛，息粗，鼻煽，咳而不爽，吐痰稠黏，伴形寒，身热，烦闷，身痛，有汗或无汗，口渴，苔薄白或罩黄，舌边红，脉浮数或滑。

治法：解表清里，化痰通络。

代表方：麻杏石甘汤加减。

3. 痰热郁络证

证候：咳喘气涌，胸部胀痛，痰多质黏色黄，或夹有血色，伴胸中烦闷，身热，有汗，口渴而喜冷饮，面赤，咽干，小便赤涩，大便或秘，舌质红，舌苔薄黄或腻，脉滑数。

治法：清热化痰，宣肺通络。

代表方：桑白皮汤加减。

4. 痰浊阻络证

证候：喘而胸满闷塞，甚则胸盈仰息，咳嗽，痰多黏腻色白，咳吐不利，兼有呕恶，食少，口黏不渴，舌苔白腻，脉象滑或濡。

治法：祛痰降逆，宣肺通络。

代表方：二陈汤合三子养亲汤加减。

5. 肺郁络痹证

证候：每遇情志刺激而诱发，发时突然呼吸短促，息粗气憋，胸闷胸痛，咽中如窒，但喉中痰鸣不著，或无痰声。平素常多忧思抑郁，失眠，心悸。苔薄，脉弦。

治法：开郁通络，降气平喘。

代表方：五磨饮子加减。

6. 肺络绌急证

证候：呼吸急促，喉间哮鸣，胸闷憋气，咳嗽不已，伴形寒肢冷，面色晦黯带青，口不渴，舌苔白滑，脉弦紧或浮紧，或伴烦闷，汗出，面赤，口渴喜饮，舌质红，苔黄腻，脉滑数或弦数。

治法：寒哮者温肺化痰，解痉平喘；热哮者清肺化痰，解痉平喘。

代表方：寒哮用射干麻黄汤；热哮用定喘汤。

（二）虚喘

1. 气络虚耗证

证候：喘促短气，气怯声低，喉中鼾声，咳声低弱，痰吐稀薄，自汗畏风，或见咳呛，痰少质稠，烦热而渴，咽喉不利，面颧潮红，舌质淡红或有苔剥，脉软弱或细数。

治法：补肺荣络，益气养阴。

代表方：生脉散合补肺汤加减。

2. 肺络弛张证

证候：久咳气喘，气短不足以息，咳唾黏痰或脓痰，胸膺呈桶状，乏力纳差，甚则烦躁目脱，舌淡无苔，脉浮大。

治法：降气平喘，止咳化痰。

代表方：苏子降气汤。

3. 肾络不纳证

证候：喘促日久，动则喘甚，呼多吸少，气不得续，形瘦神疲，浮肿，汗出肢冷，面青唇紫，舌淡白或黑而润滑，脉微细或沉弱；或见喘咳，面红烦躁，口咽干燥，足冷，汗出如油，舌红少津，脉细数。

治法：补肺纳气，益肾通络。

代表方：金匮肾气丸合参蛤散。

4. 络虚喘脱证

证候：喘逆剧甚，张口抬肩，鼻翼气促，端坐不能平卧，稍动则咳喘欲绝，或有痰鸣，心慌动悸，烦躁不安，面青唇紫，汗出如油，肢冷，脉浮大无根，或见歇止，或模糊不清。

治法：扶阳固脱，镇摄肾气。

代表方：参附汤送服黑锡丹，配合蛤蚧粉。

第七节　治疗发微

一、痰瘀相关

痰由津来，瘀由血化；津聚为痰，血凝为瘀。津血本系同源，痰瘀本为一体，仲师曰："血不利则为水"。《医学入门》曰："肺胀满，即痰与瘀血碍气，所以动则喘急。"病理上体现了痰浊与瘀血的相关性。《血证论》载"盖人身气道，不可有壅滞，内有瘀血，则阻碍气道不得升降，气壅则水壅，水壅即为痰饮"，朱丹溪认为"痰和瘀均为阴邪，同气相求，既可因痰生瘀，亦可因瘀生痰，形成痰瘀同病"，《丹溪心法·咳嗽》言："肺胀而嗽，或左或右不得眠，此痰挟瘀血碍气而病"，说明肺胀与痰瘀互结密切相关。痰瘀互结，阻滞肺络，成为"凝痰败瘀混处经络"，如张山雷云："痰涎积于经隧则络中之血必滞"。

二、以络论治

《灵枢·脉度》说："经脉为里，支而横者为络，络之别者为孙"，将"脉"按大小、深浅的差别分为"经脉""络脉""孙脉"（孙络）。清·唐容川《血证论》即指出"阴络者，谓躯壳之内，脏腑、油膜之脉络""阳络者，谓躯壳之外，肌肉、皮肤之脉络"。叶天士"久病入络"医案中，多见"肺络""肝络""脾络""肾络""胃络""心包络""少阳之络"等脏腑深部络脉之称。从以上论述可以看出，络脉是经络系统的主体部分，在人体无处不在，网络全身，存在于人体的不同层次。在皮为浮络、孙络，在脏为脏络，在腑为腑络，在其他组织器官中为大络、支络、孙络等，是人体脏腑组织器官的重要组成部分，与脏腑组织器官形成了密不可分的有机整体。肺的生理功能和生理特性多以肺络为中介，濡养肺叶的气血亦多以肺络为通道，肺络失调，气机壅阻，上逆作喘。主要治疗方法为补虚荣络，润肺益络，疏气畅络，解毒通络，化瘀通络，宁络止血。

第八节 专病论治

一、慢性阻塞性肺疾病

（一）病名归属

慢性阻塞性肺疾病（COPD）在中医古代文献中没有与之完全相对应的病名，多归为"肺胀""咳嗽""喘证""气短"等范畴，其中"咳嗽""喘证""气短"则是直接根据其临床表现而命名，肺胀乃是病变晚期病名。其中肺胀的记载最早见于《黄帝内经》。《灵枢·胀论》曰："肺胀者，虚满而喘咳。"《灵枢·经脉》曰："肺手太阴之脉……是动则病肺胀满，膨膨而喘咳"，喘证的名称、症状表现和病因病机最早见于《黄帝内经》。另有《灵枢·五阅五使》曰："肺病者，喘息鼻张"。提出肺为主病之脏，并描述了喘证的症状表现。《灵枢·本神》："实则喘喝，胸盈仰息"。《素问·调经论》："不足则息利少气"。分别描述了实喘和虚喘。

（二）病因病机

1. 病因

（1）六淫袭络：六淫之邪侵犯人的肌表肺卫，必首犯阳络。如正不胜邪，邪气将顺次传入，肺络被遏、不能肃降，肺气上逆而咳为喘。

（2）痰饮聚络：饮食不节，损伤脾胃，或情志不畅，肝木克脾土，致脾胃健运，痰浊内生，贮于肺中。痰饮阻塞气道，气道不畅，肺失肃降，则见咳嗽、咳痰、呼吸急促。

（3）脾胃络虚：脾胃虚弱不能运化水谷，酿生痰浊，痰浊贮于肺，影响肺的宣肃，致咳嗽、痰多、气喘。

（4）肺肾络虚：久病体虚，肺肾不足或肺病日久及肾，母病及子，致肺肾亏虚，肺虚不主气，肾虚不纳气，气失主纳，以致呼吸急促，动则加重；肾不主水，水液代谢失常，则见水肿。

2. 病机　COPD 是一种慢性疾病，总属于本虚标实，其临床演变经历早、中、晚期较长的过程，在不同的阶段，其病机表现各有特点。病变初期，病位在肺，多表现为六淫外侵，痰邪阻肺；中期影响脾肾，病程迁徙，病机重点在于肺脾肾虚，痰浊潴留；后期病及于心（脑），病机特点为气阳虚衰，痰瘀内阻，水饮外溢，蒙蔽清窍。

（三）辨病辨证论治

1. 辨病

（1）危险因素接触史：吸烟，油烟，烟尘，职业粉尘和化学物质。

（2）家族史：COPD 多有家族聚集倾向。

（3）发病年龄和好发季节：多于中年以后发病，好发于秋冬寒冷季节，常有反复呼吸道感染史及急性加重史。

（4）主要症状：慢性咳嗽、咳痰和呼吸困难。气短和呼吸困难是 COPD 的标志性症状，早期仅在劳力时出现，后逐渐加重，以致日常活动甚至休息时也感到气短。

（5）存在不完全可逆性气流受限：吸入支气管扩张剂之后，FEV1/FVC <0.7，表示存在气流受限，即可诊断 COPD。

（6）X 线：有助于确定肺过度充气程度及与其他肺部疾病相鉴别。

2. 辨证

（1）急性加重期

1）外寒袭络

证候：畏寒，恶风，咳喘胸闷，痰白稀或泡沫痰，便溏，舌淡红，苔白腻，脉弦滑或濡滑。

治法：散寒通络。

代表方：小青龙汤加减。

2）痰热郁络

证候：咳喘气涌，咳痰黄黏难咯，或痰兼血丝，伴烦热，身热汗出，尿赤，大便或秘，舌红，苔黄腻，脉滑数。

治法：清热化痰通络。

代表方：定喘汤合苇茎汤加减。

3）痰浊阻络

证候：咳喘胸闷，痰白稀或泡沫痰，口黏不渴，兼有呕恶纳呆，便溏，舌淡红，苔白腻，脉弦滑或濡滑。

治法：化痰通络。

代表方：二陈汤合三子养亲汤。

4）痰瘀壅络

证候：咳喘胸闷，喘息不能平卧，胸部膨满，憋闷如塞，舌质黯红，边有瘀斑，舌底络脉青紫或粗胀，脉弦。

治法：涤痰祛瘀，泄肺通络。

代表方：温胆汤或瓜蒌薤白半夏汤合血府逐瘀汤加减。

（2）稳定期

1）肺脾络虚

证候：咳喘，气短，动则喘甚，咳嗽，少痰，神疲乏力，纳呆，舌红苔少，脉细弱。

治法：健脾益肺荣络。

代表方：六君子汤合玉屏风散加减。

2）肺肾络虚

证候：胸闷气短，动则气促加重，语声低怯，咳嗽，痰白量少，身疲，时自汗，纳差，舌淡苔薄白，脉细弱。

治法：健脾益肺，纳气荣络。

代表方：平喘固本汤合补肺汤加减。

（四）专方论治规律探究

崔焱[1]等应用桃红四物汤随证加减组成活血化瘀方治疗COPD，与常规西药治疗相比，可明显改善咳喘痰多症状，提高肺功能、降低全血黏度。说明活血化瘀药可改变血液黏稠、聚凝的状态，具有改善血流变、抗凝、抗血栓、降低血黏度的功效，可缓解呼吸困难，改善心肺功能，减少缺血缺氧对重要脏器的损伤。

何迎春[2]将98例COPD稳定期患者随机分为治疗组与对照组，在常规治疗基础上治疗组给予补中益气汤加减方颗粒剂（人参、生黄芪、陈皮、防风、升麻、白术、茯苓、当归、玉竹、沙参），对照组给予安慰剂，治疗6个月，结果治疗组临床证候、肺功能、急性发作次数疗效明显优于对照组，差异显著，说明培土生金法可以减少患者急性发作次数，提高生存质量。

徐莺[3]等采用自拟补肺益肾汤（熟地黄、山茱萸、茯苓、五味子、黄芪、当归、麦冬、知母、陈皮、补骨脂、沉香、白术、枳实）治疗慢性阻塞性肺气肿稳定期 40 例，结果表明其能有效减轻咳嗽咳痰及喘促症状，且血气分析及 X 线检查好转，说明常规治疗基础上加用此方较单纯的常规治疗能更有效地阻止病情发展，改善肺功能，提高生活能力和生存质量。

高轶峰[4] 等采用养阴清肺汤（生地黄、麦冬、甘草、玄参、川贝母、牡丹皮、薄荷、炒白芍）结合西医治疗 COPD 患者，疗效优于单纯的西医治疗（$P<0.05$），能明显改善咳嗽、气喘症状，减轻呼吸急促症状并恢复到稳定期状态，肺功能明显好转。

吴蕾[5] 等采用健脾益肺 Ⅱ 号（主要成分：党参、白术等，酌加锁阳、桃仁）治疗 COPD 稳定期患者，可使患者 6 分钟步行距离明显增加，增加运动耐量，改善症状，提高生活质量。

二、慢性支气管炎

（一）病名归属

本病属于中医学咳嗽、喘证、痰饮等病范畴，历代医家曾有过较详细的记载。如《素问·宣明五气论》云："肺为咳"；《素问》专列《咳论》一篇，提出"五脏六腑皆令人咳，非独肺也"之著名论点；并对咳喘的病因病机进行了较详细的论述。汉代张仲景《伤寒论》《金匮要略》中制麻黄汤、麻杏石甘汤、小青龙汤等方治疗咳喘，对后世颇具影响，一直沿用至今。明代《景岳全书·咳嗽》中说："咳嗽之要，止惟二证……一曰外感，一曰内伤而用尽之矣！"实为见地之论。近十几年来，运用中医和中西医结合方法防治慢性支气管炎，逐步取得了一些可喜的成果。

（二）病因病机

中医学认为本病的发生，多因久病络虚，痰浊潴留，复感外邪诱使病情逐渐加剧。病理性质有虚实两方面，有邪者为实，因邪壅于络，宣降失司，无邪者属虚，因肺不主气，肾失摄纳。但本病发作之时，多属于本虚标实之候。

病位首先在肺，继则影响脾胃，后期病及于心，外邪从口鼻、皮毛入侵，每多首先犯肺，导致肺失宣降，络气不通，上逆而为咳，升降失常为喘，饮食不节、烟酒、辛辣、肥甘厚味嗜之既久，则痰浊内生，是形成本病的原因之一，已有既病之躯，再伤之于食，则诱发或加重病情；情志不遂，肝气郁结，反侮肺金；劳欲过度，耗伤肺肾之气，均致肺虚失主，升降失常。若肺病及脾，子耗母气，脾失健运，则可导致肺脾两虚。肺虚及肾，肺不主气，肾不纳气，可致气喘日益加重，吸入困难，呼吸短促难续，动则更甚。肺与心脉相通，肺气辅佐心脏运行血脉，肺虚治节失职，久病及心，故可出现血脉瘀阻。心阳根于命门真火，如肾阳不振，进一步导致心肾阳虚，可出现喘脱等危候。

（三）辨病辨证论治

1. 辨病

（1）40 岁以上中年人。有慢性咳嗽史两年以上，每年发作 3 个月以上。

（2）咳嗽，咳痰，或喘息、气短等主症。

（3）可有杵状指，唇甲发绀及肺气肿的体征。

（4）X 线检查见肺容积增大，肺透亮增强，肋间平行间隙增宽，横膈活动度减弱，位置低平，心影缩小，常呈垂直位。

（5）肺功能检查：残气量增多，最大通气量降低，第一秒时间肺活量降低，气体分布不均。

2. 辨证

（1）风寒束络

证候：咳嗽繁，痰白而稀，兼恶寒无汗，头痛肢楚，鼻流清涕，或伴发热等风寒表证，舌苔薄白，脉象偏浮。

治法：疏风散寒，宣肺通络。

代表方：杏苏散。

（2）风热袭络

证候：咳嗽痰稠、色白或黄、咯之不爽，兼有恶风汗出、发热头痛、口干咽痛、鼻流黄涕等风热表证。舌苔薄黄，脉象数而略浮。

治法：疏风清热，宣肺通络。

代表方：桑菊饮。

（3）痰热塞络

证候：咳嗽兼喘，痰黄稠不爽，甚或痰中带血、胸胁胀满，咳时引痛，口苦咽干，尿黄便秘，或有发热。舌红苔黄，脉象滑数。

治法：清肺化痰，肃络止咳。

代表方：清金化痰汤。

（4）燥热伤络

证候：咳嗽少痰，或略有黏痰不易咯出，或痰中带血丝，咽喉干痛，口鼻干燥，咳甚则胸胁引痛。舌边尖红，苔薄黄而干，脉细弦略数。

治法：清肺润燥，肃络宁嗽。

代表方：桑杏汤合泻白散加减。

（5）肺肾络虚

证候：咳、痰症状已完全或基本缓解，部分病人也可无其他不适，但多数患者仍有活动时喘促、畏寒神怯、疲倦乏力、四肢欠温、稍动即汗、容易感冒、食纳不佳、夜尿频多等气虚阳虚之象。舌质淡胖，苔薄白，脉沉细或虚大。

治法：补肺健脾，益肾荣络。

代表方：玉屏风散合金匮肾气丸加减。

（6）肺脾络虚

证候：咳喘，短气，痰多，身疲乏力，自汗，恶风，纳呆，便溏，舌质淡胖，苔白，脉细弱。

治法：健脾益肺，化痰益络。

代表方：玉屏风散合陈夏六君子汤加减。

（7）肺肾络虚

证候：喘促，气短，动则喘甚，咳嗽，少痰，或痰黏难出，五心烦热，潮热，盗汗，舌质淡，苔少，脉细数。

治法：补肺滋肾荣络。

代表方：生脉散合六味地黄丸加减。

（四）专方论治规律探究

1. 参蛤虫草散[6]　按人参10g、冬虫夏草10g、蛤蚧（去头部）1对的比例烘干，研细末并装成胶囊。每次0.5～1.5g，每日2～3次口服。结果显效24例，有效5例，无效1例。

2. 补肾纳气平喘方[7]　药用红参、熟地黄、山茱萸、麦门冬、补骨脂、枸杞子、胡桃仁、五味子、牛膝、紫河车、冬虫夏草、茯苓、法半夏，治疗肺肾两虚，气失摄纳之喘多例，效果满意。

3. 补肺降气汤[8]　党参15g、五味子、炙麻黄、陈皮各6g，苏子、白芥子各10g，桑白皮、茯苓各9g，治疗肺气肿45例，总有效率为94%。

4. 补虚定喘方[9]　熟地黄9～12g，炙黄芪15～30g，炒山药15～30g，补骨脂、五味子各9g，代赭石、炒地龙、炙麻黄、丝瓜络、蜂房、葶苈子各6～9g，治疗虚喘兼实证313例，总有效率达93.6%。

三、肺炎

（一）病名归属

肺炎不是西医独有病名，其见于清代《麻科活人全书》，此书记载："如肺炎喘嗽，以加味泻白散去人参甘草主之。"《素问·风论》里提及"肺风"症状："咳逆而气。"《灵枢·五阅五使》："肺病者喘息鼻胀。"《金匮要略·肺痿肺痈咳嗽上气病脉证治》记有"咳而上逆，此为肺胀"，均同于现代医学所讲肺炎表现。概括说来，肺炎属于中医"风温""肺热病""咳嗽""肺炎咳嗽"范畴。

（二）病因病机

1. 病因

（1）寒温失调，劳倦或醉后当风，或素体虚弱，或病后体虚，正气不足，肺卫不固者，最易感受风邪病邪。

（2）风热病邪从口鼻而入，乘虚侵犯肺络。

2. 病机

（1）邪犯肺络，卫气被遏，肺失宣降，络气不通，可见恶寒，寒战，高热，头痛，身痛，咳嗽，咳黏液性痰。

（2）痰热壅络，络气不利。见身热不恶寒，咳嗽，气促，鼻煽，痰黄，或痰中带血或铁锈色痰，胸痛。

（3）邪气过盛，正不胜邪，邪气入里，内传营血，损伤络脉。则面唇青紫或衄血发斑；甚至邪热内陷，逆传心包，蒙闭心窍，出现神昏谵语或昏聩不语。

（4）邪热郁闭不宣，热深厥深，四肢厥冷。邪热太盛，正气不支，或汗出太过；阴液骤耗，正不胜邪则汗出肢冷，脉微欲绝。

（5）气虚络虚，余邪未清，可见低热，手足心热或口舌干燥，身疲体倦，气短懒言。

（三）辨病辨证论治

1. 辨病

（1）社区获得性肺炎诊断：以下前4项中任何1项加上第5项，并除外肺结核、肺部肿瘤、非感染性肺间质性疾病、肺水肿、肺不张、肺栓塞、肺嗜酸性粒细胞浸润症、肺血管炎等，可建立临床诊断：①新近出现的咳嗽、咳痰或原有呼吸道症状加重，出现脓性痰，伴或不伴胸痛；②发热；③肺实变体征和（或）湿性啰音；④外周血白细胞$>10\times10^9$/L 或$<4\times10^9$/L，伴或不伴核左移；⑤胸部 X 线检查显示新出现片状、斑片状浸润性阴影或间质性改变，伴或不伴胸腔积液。

（2）医院获得性肺炎诊断

1）至少行两次胸片检查（对无心、肺基础疾病，如呼吸窘迫综合征、支气管肺发育不良、肺水肿或慢性阻塞性肺疾病的患者，可行1次胸片检查），并至少符合以下1项：①新出现或进行性发展且持续存在的肺部浸润阴影；②实变；③空洞形成。

2）至少符合以下1项：①发热（体温$>38℃$），且无其他明确原因；②外周血白细胞$>12\times10^9$/L 或$<4\times10^9$/L；③年龄≥70岁的老年人，没有其他明确病因而出现神志改变。

3）至少符合以下两项：①新出现的脓痰，或者痰的性状发生变化，或者呼吸道分泌物增多或者需要吸痰次数增多；②新出现的咳嗽、呼吸困难或呼吸频率加快，或原有的咳嗽、呼吸困难或呼吸急促加重；③肺部啰音或支气管呼吸音；④气体交换情况恶化，氧需求量增加或需要机械通气支持。

医院获得性肺炎诊断应符合 1）+2）+3）的要求。

2. 辨证

（1）邪袭肺络

证候：发病急骤，发热，恶寒，无汗或少汗，咳嗽，痰白或黄，口渴，舌尖红，苔薄白或微黄，脉浮数。

治法：辛凉解表，宣肺通络。

代表方：桑菊饮合银翘散加减。

（2）痰热壅络

证候：发热，咳嗽，痰多痰鸣，痰黏或黄或带血，胸痛，气粗而喘，口渴烦躁，小便黄赤，大便干燥，舌红苔黄腻，脉弦滑数。

治法：清热化痰，宣肺通络。

代表方：麻杏甘石汤合苇茎汤加减。

（3）热入心包

证候：灼热夜甚，烦躁，神昏谵语，气促，痰鸣肢厥，舌红绛，脉弦滑数。

治法：清心泄热，豁痰通络。

代表方：清营汤合菖蒲郁金汤加减。

（4）络虚欲脱

证候：体温骤降，额出冷汗，面色苍白，口唇青紫，呼吸短促，脉微细。

治法：回阳救逆，养阴益络。

代表方：参附汤合生脉散。

（5）络虚邪恋

证候：低热不退，咳嗽减而未止，痰少黏稠不爽，神疲乏力，气短懒言，或口渴烦躁，舌红而裂，少苔，或舌淡而少津，脉细数或无力。

治法：益气养阴，润肺通络。

代表方：麦门冬汤合泻白散。

（四）专方论治规律探究

何雅琴[10] 运用基本方：双花、连翘、鱼腥草、石膏（先煎）、芦根各20g，贝母、知母、黄芩各15g，杏仁、桔梗、竹叶、甘草各10g加减。治疗风温肺热型肺炎60例，总有效率为90%，取得满意疗效。

邓程国[11]用中医辨证治疗风温肺热病邪在肺卫，治疗选用银翘散或桑菊饮加减，并加用柴胡针肌内注射，痰热壅肺治疗选用银翘散合白虎汤加苇茎，或麻杏石甘汤合苇茎汤加减，大便燥结者加大黄，热邪伤阴治疗选翘荷汤合清金化痰汤加减，共66例，总有效率95.45%，疗效明显优于对照组（青霉素静滴、罗红霉素片口服）。

李延鸿[12]等检索的随机对照研究中共纳入3970例患者，用麻杏石甘汤为主方干预治疗肺炎研究发现，采用麻杏石甘汤为主方治疗感染性肺炎的疗效满意，发现加味麻杏石甘汤对肺炎支原体、病毒等病原体所致肺炎均有一定的疗效，提示临床可考虑在西医治疗的基础上联用麻杏石甘汤，有助于提高疗效、缩短疗程、减少不良反应的发生。

赵颖[13]等用清气凉营注射液（大青叶、金银花、知母、野菊花、淡竹叶）治疗风温肺热病（热在肺卫证）60例，临床综合疗效总显效率及总有效率均为100%，在退热疗效时间与解热时间均短于对照组（双黄连注射液）。

陈敏华、孙仁华[14]等在西医常规处理的基础上运用清肺组方（肺形草、野荞麦根、浙贝、黄芩、胆南星、桔梗、瓜蒌、冬瓜仁、杏仁、桑白皮、银花、枳壳、黑豆）浓煎200ml，1次100ml，1天2次，口服或鼻饲。治疗呼吸机相关性肺炎61例。总有效率高于对照组，说明采用清肺组方治疗呼吸机相关性肺炎可以明显提高疗效，缓解症状，同时也体现中医药整体治疗观念、辨证论治等优势。

张蕊[15]在常规治疗的基础上口服清热化湿中药（生薏苡仁20g，炙枇杷叶15g，杏仁10g，白豆蔻10g，滑石15g，黄芩10g，厚朴10g，郁金10g，芦根30g，浙贝母15g，藿香15g加减）治疗湿热郁肺型社区获得性肺炎30例，有效率93.3%，在总体疗效、症状积分改善情况和缩短病程方面明显优于西医常规治疗组。

第九节 特殊治法

一、穴位贴敷

冬病夏治疗法是我国传统中医药疗法中的特色疗法，是根据《素问·四气调神论》冬病夏治的原则，结合针灸疗法在机体穴位上进行药物贴敷。三伏天时，人体阳气最旺盛，全身经络最为通畅，皮肤毛孔最为疏松。此时针灸后将药物贴敷在穴位上，药物经穴位透入机体，通过经络而刺激全身，可全面调整脏器功能，提升正气，提高机体的免疫力，从而达到防病的目的。谭光波[16]等将63例COPD稳定期患者采用随机数表法随机分为西医常规基础治疗联合穴位敷贴治疗组 32 例和西医常规基础治疗组 31 例，在夏季三伏天进行治疗，3 周为 1 个疗程。观察患者治疗前后临床症状、生存质量及急性发作次数，结果冬病夏治敷贴疗法对 COPD 稳定期患者具有改善临床症状、提高生存质量的作用，而 COPD 属于中医喘证范畴，从而证明穴位贴敷对喘证治疗效果明显。李素云[17]等采用舒肺贴治疗喘证 71 例，治疗组采用舒肺贴外敷，对照组给予安慰剂穴位外敷，每周贴 2 次，两组穴位交换敷贴。取穴：大椎、肺俞、定喘、脾俞、肾俞。治疗组治疗后咳嗽、咳痰、气喘、胸闷、气短症状较治疗前均明显减轻。由此证明穴位贴敷对于喘证治疗，疗效确切，应在临床大力推广。

二、足浴

中药足浴是根据中医辨证论治的原则，运用中药散剂或中药煎出液均匀地与清水混合后在一定温度下进行洗浴双足从而达到治疗效果，是一种祖国医学常用的传统外治方法。该方法内病外治，由表及里，舒筋活络，且使用方便，安全无创，患者易于接受。

三、耳穴压籽

吴耀持[18]通过耳穴敷贴的方法选取 89 例肺功能不全的患者观察其治疗前后肺功能的差别，证明耳穴贴压对改善肺功能有很好的效果，因此也非常适用于喘证的治疗。

四、针灸

吴仁定[19]等对其医院 50 例喘证患者进行为期 5 年的临床试验，证明温针灸在喘证发作时可改善临床症状，在缓解期可补肺壮皮毛，防止喘证的反复发作，减少发作次数，延缓向肺气肿发展，值得临床推广应用。刘悦等[20]为观察针灸治疗喘证的临床疗效，将 120 例符合纳入标准的喘证患者随机分为 2 组，治疗组 60 例给予针灸治疗，对照组 60 例给予桂龙咳喘宁胶囊口服，治疗 14 天后观察 2 组总疗效"临床表现积分"肺功能变化及治疗组免疫球蛋白与补体变化情况。结果显示治疗组在总疗效"临床表现积分"肺功能变化方面均优于对照组，治疗后治疗组免疫球蛋白水平明显升高。结论证明针灸疗法对喘证治疗疗效确切。督脉为阳脉之海，总督人身诸阳；诸阴经通过经别的联系合于阳经，因此，认为督脉可通全身经络。大椎穴为督脉要穴，位于背部，背为阳，是诸阳之会，具有温补阳气、调整诸阳之功效，补益机体一身之阳，激发机体抗衰防老之正气，抗病祛邪，延年益寿，具有调节免疫功能、调节神经-内分泌、抗自由基、抗氧化作用。钱航、周庆伟[21]等将210例中医辨证属肺肾气虚型的喘证缓解期患者采用随机数字表法随机分为观察组108例和对照组102例。观察组采用督灸疗法及常规西医治疗，督灸部位选取从大椎到腰俞之督脉，于督脉之上隔督灸粉及生姜泥进行艾灸；对照组采用单纯西医治疗，观察治疗前后两组患者症状积分及肺功能变化，进行疗效评定，观察组有效率占90.7%，优于对照组。结果表明督灸疗法配合西药能有效改善喘证缓解期肺肾气虚型患者的临床症状及肺功能，且疗效优于单纯西药治疗。

第十节 调护与预防

一、预防

1. 生活预防　保持有效通风、定时定期消毒、保持适宜的湿温度、净化空气、勤换衣被、清洁口腔等以减少或避免感受外邪和环境毒的机会。

2. 个人预防　积极加强体育锻炼，控制体重，放松精神，低蛋白低脂饮食。避免接触及吸入粉尘等。

3. 针灸预防　经大量研究证明针灸某些特定穴位对喘证等慢性疾病有很好的预防作用。

4. 穴位贴敷预防　王秀英[22]对其医院2008—2010年300例患者在三伏天进行了有针对性的穴位贴敷，经每年度冬季疗效观察，取得满意效果，证明穴位贴敷对喘证有很好的预防作用。

5. 定期随诊　及时处理原发病及药物、毒物、误治损伤，补充因此而消耗的津液气血等物质，以减少肺津气耗伤的程度。

二、调护

1. 生活调护　防止受寒，合理睡眠，避免疲劳和酗酒。冬季年老体弱者应避免去公共场所，以防感染各种时行疾病。进行体格锻炼，提倡户外运动，提高机体防御外邪能力。

2. 饮食调养　结合患者病情，合理调整饮食的量、次、质、性。多饮水和果汁，多吃新鲜瓜果，忌烟，戒酒，禁食辛辣等有刺激的食品。可以作为饮食治疗的药材和食物有鱼腥草、杏仁、桑叶、芦柑、枇杷叶、熟地黄、山药、沙参、麦门冬、川贝母、玉竹、扁豆、天花粉、太子参、茯苓、薏苡仁、雪梨、海蜇、萝卜等。

3. 情志护理　《素问·汤液醪醴论》曰："精坏神去，荣卫不可复收"，可见精神情志对于患者康复的重要性。患者较之健康人更易产生焦虑、抑郁、烦躁、忧愁等不良情绪，而各种情绪波动都可以导致气机失调，对于"肺主气"功能受限的肺痿病人尤为不利。护理中，医护人员除了自己要主动地运用"以情胜情法""移情易性法""说理开导法"等中医情志护理方法与病人建立可靠有效的沟通外，同时应争取家属以及同病室病人与患者的交流，从而帮助他们树立信心，调整心态，积极配合治疗。

第十一节　临床科研思路

一、回顾性研究

近年来中医界对 COPD 的治疗进行了大量的机制研究和临床实践，并取得了一定的临床疗效。中医对 COPD 稳定期治疗有较好的效果，对于阻止病情的发展和反复加重、改善和提高生活质量方面具有重要价值。从文献报道来看，中医治疗 COPD 的机制主要体现在抑制炎症细胞和炎性介质，降低气道高反应性，改善肺功能，改善血液循环，调节机体免疫力，降低肺动脉高压等方面。

近 10 多年来对于慢性支气管的治疗多采用辨病与辨证相结合，中药与西药相结合，遵循急则治其标，缓则治其本的思路与方法，具有一定先进性和科学性。在急性期常采用中西医结合治疗，其疗效优于单纯使用中药及西药制造者，在缩短病程和控制病情发展方面具有明显优势。缓解期应发挥中医特色，扶正固本至关重要。

中医中药治疗肺炎，虽然在抗菌消炎力不及抗生素，但其除抗菌消炎外，尚能提高人体免疫力，目前西医没有较好的抗病毒药物，而临床和实验研究表明中药治疗病毒性肺炎有较好的临床疗效。

二、前瞻性研究

中医药在 COPD 的临床治疗中已经显示出其特有优势，但是目前在呼吸系统的中药新药研究品种中，对 COPD 的研究尚处于起步阶段，不少临床研究不够系统，规范重复性不高，难以总结疗效，部分专方专药方面，又易犯以偏概全之弊。故建立符合中药特色的 COPD 模型，选择合适的临床治疗点，建立中医证候判定及疗效评价标准，是在 COPD 中药研究中应解决的几个关键问题。同时 COPD 是一个逐渐性疾病，早期防范尤为重要，应充分发挥中医药"未病先防，既病防变"的作用，同时以中药 COPD 每个发展阶段所起的作用机制为研究重点，深入研究其作用的物质基础，研究疗效确切的成方制剂，方便临床用药，体现中药在防治 COPD 领域中的积极作用。

近年来活血化瘀治疗慢性支气管炎的病理探讨，在研究方药作用及作用机制的研究方面取得了很大进展，但是存在大量重复，纳入和排除标准不严的问题，甚至某些结论还带有推论成分，以后应以辨证治疗为基础，充分运用现代化科学手段进行扩大研究，并在临床观察和实验研究中进一步探索有直接和间接活血化瘀作用机制，并与络病相结合，为治疗慢性支气管炎开发广阔的前景。

对于肺炎的研究，在病因病机方面，多数认为感受风热病邪为主要病因，病位以肺为主，病机为热毒痰瘀，肺气不利。在临床治疗方面，辨证分型治疗仍是中医治疗肺炎最主要的方法。但是辨证论治水平有待提高，临床研究设计不够严谨，诊断治疗标准不一，有严格对照组较少，结果经不起重复。目前尚缺乏抗菌谱广泛的中药制剂，应作为以后的研究重点。

三、数据挖掘的相关应用

近年来，随着现代化处理技术的发展，数据挖掘被运用到各个行业，对人类的科学发展起着强大的作用。数据挖掘是从大量数据建立的数据库中提取人们感兴趣的知识，而这些知识大都是事先未知的、隐藏的、潜在的有用信息，挖掘得出的知识表现为概念、规律、规则、模式等形式。将数据挖掘引入方证相应的研究中是应用这一新的技术来实现对中医特有的"方证相应"现象及其内在规律的理论挖掘和知识发现，同时也是名老中医经验总结的客观化、直接化的实践应用。陆颖佳等[23]通过对黄吉庚教授门诊收集和既往学术继承人的跟师记录，共收集咳喘疾病门诊病例共计212例，其中回顾性病例98例，前瞻性病例114例。对上述病例建立数据库，进行数据发掘（包括聚类分析和相应分析）得出辨寒热以痰色与处方相关性最为密切，这将指导我们遇到寒热难辨时的思路，有一定的临床意义。

第十二节　医案选读及文献摘要

一、医案选读

【医案一】

刘某，女，52岁。自诉喘证10余年，时轻时重，近1周加重。现呼吸急促，不得平卧，胸闷、咳嗽，咳痰稀白，咽痒，舌红苔薄，脉沉细。中医诊断：喘证。辨证：痰浊阻肺，肺气上逆，兼气阴两虚。立法：化痰降逆，益气养阴。处方：桑白皮12g，地骨皮10g，杭芍12g，杏仁10g，生甘草6g，款冬花12g，桔梗10g，川贝母10g，生牡蛎30g，太子参15g，麦冬

12g，玄参6g，五味子3g，法半夏10g。7剂，每日1剂，水煎服。服药后，喘证明显减轻，已能平卧，咳痰减少，但仍胸闷。上方减玄参，加苏梗10g、炙枇杷叶10g，继服7剂。三诊，诸症基本消失，已能正常工作、生活，上方略做调整，继服7剂巩固疗效。

按：本病例为虚实夹杂、本虚标实之证。本虚为气阴两虚，标实乃是痰浊阻肺。聂教授治疗此证，标本兼顾，立法处方既考虑本虚，又注重标实。故以益气养阴、化痰降逆为治疗大法，仿生脉散、泻白散之意遣药组方，收到良好疗效。方中太子参、麦冬、五味子益气养阴、敛肺止咳；杭芍、玄参滋阴养血，以增强润肺之功；生牡蛎收敛肺气、止咳平喘；桑白皮、地骨皮、杏仁、款冬花、川贝母，药势沉降，肃降肺气，以收泻肺平喘止咳之功；桔梗升提，宣发肺气，与上述沉降药合用，有宣有降，以复肺气宣降之常；法半夏燥湿化痰、宽胸散结，与五味子、生牡蛎相伍，散、收并用，则"燥化不伤肺，收敛不阻痰"。诸药合用，益气养阴、理肺化痰、止咳平喘。故患者服后，喘证明显减轻。复诊时去玄参，加苏梗、炙枇杷叶，目的是为了增强宽胸散结、降气化痰之功。（李献平，郭华. 聂惠民教授临证医案举隅 ［J］. 现代中医临床，2005，12（6）：28-30.）

【医案二】

丹溪治一人，六七月喘不得卧，主于肺，用麻黄、石膏各二钱，柴胡、桑白皮、黄芩各一钱，甘草五分服之，一汗而愈。后以人参、五味子、桑白皮、黄芩、甘草，遂安。一人痰多喘急，用白术、半夏、苍术、香附子各一两，黄芩、杏仁各半两，姜汁面糊丸服，愈。滑伯仁治一人，肺气壅满，病得之多饮，中积痰涎，外受风邪，发则喘竭不能自安，以清肺泄涌降火润燥苦辛剂，遂安。张子和治上喘中满，醋心腹胀，时时作声，痞气，上下不能宣畅，先用独圣散吐之讫，次用导水丸、禹功散轻泻药三四行，不愈，更以利膈丸泻之，使上下宣通，不能壅滞。后服平胃散、五苓散、三和散分理阴阳，利水道之药，遂愈。（苏芳静，张华锴，刘俊芳. 郭选贤教授治疗风温肺热病痰热壅肺证经验 ［J］. 河南中医，2010，30（11）：1057-1058.）

二、文献摘要

《素问·至真要大论》："诸气膹郁，皆属于肺。"

《素问·痹论》："肺痹者，烦满喘而呕。"

《济生方·喘》："将现失宜，六淫所伤，七情所感，或因坠堕惊恐，渡水跌仆，饱食过伤，动作用力，遂使脏气不和，荣卫失其常度，不能随阴阳出入以成息，促迫于肺，不得宣通而为喘也。"

《丹溪心法·喘》："肺以清阳上升之气，居五脏之上，通荣卫，合阴阳，升降往来，无过不及，六淫七情之所感伤，饱食动作，脏气不和，呼吸之息，不得宣畅而为喘息。亦有脾肾俱虚，体弱之人，皆能发喘。又或调摄失宜，为风寒暑湿邪气相干，则肺气胀满，发而为喘。又因痰气皆能令人发喘。治疗之法，当究其源。如感邪气，则驱散之，气郁则调顺之，脾肾虚者温理之，又当于各类而求。"

《仁斋直指附遗方论·喘嗽》："有肺虚夹寒而喘者，有肺实夹热而喘者，有水气乘肺而喘者……如是等类，皆当审证而主治之。"

《医宗必读·喘》："治实者攻之即效，无所难也。治虚者补之未必即效，须悠久成功，其间转折进退，良非易也。故辨证不可不急，而辨喘证为尤急也。"

《景岳全书·喘促》云："实喘者，气长而有余；虚喘者，气短而不续。实喘者，胸胀气粗，声高息涌，膨膨然若不能容，惟呼出为快也；虚喘者，慌张气怯，声低息短，惶惶然若气欲断，提之若不能升，吞之若不相及，劳动则甚，而惟急促似喘，但得引长一息为快也。"

《医学衷中参西录·医论》："心有病可以累肺作喘，此说诚信而有证……由是言之，心累肺作喘之证，亦即肾虚不纳之证也。"

参 考 文 献

[1] 崔焱，梁直英，董竞成. 活血化瘀方治疗慢性阻塞性肺疾病急性加重期的临床观察 [J]. 中国中西医结合杂志，2005，25（4）：327-329.

[2] 何迎春，陈海玲，张如富. 补中益气汤加减改善慢性阻塞性肺病稳定期患者生活质量的临床疗效观察 [J]. 中华中医药学刊，2010，28（3）：506-507.

[3] 徐莺，王敏. 补肺益肾汤治疗慢性阻塞性肺气肿稳定期 40 例 [J]. 河南中医，2008，28（5）：468-469.

[4] 高轶峰，崔红，刘宾娜. 养阴清肺汤治疗老年慢性阻塞性肺气肿 [J]. 中国实验方剂学杂志，2011，17（4）：204-205.

[5] 吴蕾，林琳，许银姬，等. 健脾益肺Ⅱ号治疗慢性阻塞性肺疾病稳定期 178 例临床研究 [J]. 中医杂志，2011，52（17）：1465-1467

[6] 张琳，高福安. 参蛤虫草散治疗老年慢性支气管炎并发阻塞性肺气肿 30 例 [J]. 安徽中医药大学学报，1991（1）：22-23.

[7] 李敏芳，高雪，陈生. 补肾纳气平喘方治疗慢性阻塞性肺疾病稳定期的临床疗效观察 [J]. 中医临床研究，2015（8）：62-63.

[8] 官瑞新. 补肺降气汤治疗肺气肿 45 例 [J]. 陕西中医，1992（11）.

[9] 蒋天佑. 补虚定喘方治疗虚喘兼实证的探讨 [J]. 黑龙江中医药，1984（1）：26-28.

[10] 何雅琴. 中医治疗风温肺热型肺炎观察 [J]. 中国实用医药，2011，06（30）：166.

［11］邓程国，秦心强. 中医辨证治疗风温肺热病 66 例临床观察［J］. 吉林中医药，2008，28（2）：120.

［12］李延鸿，朱怀军. 用麻杏石甘汤干预治疗感染性肺炎对照试验的评价［J］. 抗感染药学，2012，9（3）：203-208.

［13］赵颖，熊旭东. 清气凉营注射液对风温肺热病患者血清促炎、抗炎因子的调节作用［J］. 中国中医急症，2009，18（5）：673-675.

［14］陈敏华，孙仁华，倪银. 重症监护病房呼吸机相关性肺炎感染高危因素的探讨［J］. 中华医院感染学杂志，2011（17）：3590-3592.

［15］张蕊. 清热化湿法治疗老年社区获得性肺炎湿热郁肺证的疗效研究［J］. 中国全科医学，2012，15（7）：807-809.

［16］谭光波，柏正平，胡学军. 冬病夏治敷贴疗法对 COPD 稳定期患者生活质量的影响［C］//第十次全国中西医结合防治呼吸系统疾病学术研讨会论文集. 2009：1585-1587.

［17］李素云，李建生，余学庆，等. 舒肺贴治疗慢性阻塞性肺疾病疗效观察［J］. 陕西中医，2009，30（4）：391-392.

［18］吴耀持. 耳穴平喘点治疗哮喘及其对 FEV1 与 PEF 的影响［J］. 上海针灸杂志，2004，23（9）：7-8.

［19］吴仁定，李幼红，宋竟民. 温针灸治疗喘证 50 例［J］. 中国针灸，2012，32（9）：856-857.

［20］刘悦，卢阳佳，旷伟川，等. 针灸治疗寒饮伏肺型喘证疗效观察［J］. 现代中西医结合杂志，2012，21（16）：1717-1718.

［21］钱航，周庆伟. 中医特色疗法对 COPD 稳定期的治疗进展［J］. 中医研究，2013，26（9）：77-78.

［22］王秀英，焦中军. 冬病夏治"三伏贴"对尘肺病肺纤维化治疗作用考略［J］. 中国医学创新，2011，08（5）：163-164.

［23］陆颖佳，张士强，余小萍. 孟河学派传人黄吉赓的传承经验［J］. 中医文献杂志，2012（3）：33-35.

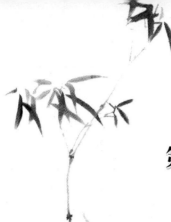

第四章 肺 痈

第一节 疾病概述

　　肺痈是指由于热毒瘀结于肺，以致肺叶生疮，肉败血腐，形成脓疡，以发热、咳嗽、胸痛、咯吐腥臭浊痰，甚则咯吐脓血痰为主要临床表现的一种病证。病因为风热犯络和痰热伏络。病机关键：热壅瘀血，血败肉腐。治疗原则：肺痈属实热证，治疗以祛邪为总则，清热解毒、化瘀排脓是治疗肺痈的基本原则。肺痈属内痈之一，是内科较为常见的疾病。此病多发于青壮年，男性多于女性，发病率农村高于城市。

第二节 历史沿革

　　肺痈病名首见于《金匮要略·肺痿肺痈咳嗽上气病脉证治》，并对病因病机、脉证、治疗及预后作了全面的论述。病因病机：病起于风热伤肺，成痈机理为热壅血瘀。临床表现："咳而胸痛，振寒脉数，咽干不渴、时出浊唾腥臭，久久吐脓如米粥"。治疗：未成脓——泻肺去壅——葶苈大枣泻肺汤；已成脓——排脓解毒——桔梗汤。判断预后："始萌可救，脓成则死"。《诸病源候论》强调正虚感邪的致病原因，在《金匮要略》基础上又提出了风寒伤肺，并与正虚有关。《备急千金要方》创用苇茎汤以清肺排脓、活血消痈，为后世治疗本病的要方。《医学纲目·卷十九》："肺痈者，由食啖辛热炙煿，或醇饮热酒，燥热伤肺所致"，认为饮食不节为其病因之一。清·张璐《张氏医通·肺痈》强调"肺痈危正证乘初起时，极力攻之，庶可救疗。"清·沈金鳌《杂病源流犀烛》力主"清热涤痰"为原则。清·喻昌《医门法律》倡议"以清肺热，救肺气"为要。有"清一分肺热，即存一分肺气"之说。明·陈实功《外科正宗·肺痈论》将肺痈分为初起、已成、溃后三个阶段，在治疗上提出：初起以解散风邪，或实表清肺；继则以滋养肺阴，或降火益阴；脓成以平肺排脓；溃后以补肺健脾。

第三节　病因病机

一、病因

（一）风热犯络

风热外邪自口鼻或皮毛侵犯于肺络所致，《内经》曰："风者，百病之始也"，在《素问·咳论》中又有"皮毛者肺之合也。皮毛先受邪气，邪气以从其合也……从肺脉上至于肺……邪因而客之"。叶天士在《临证指南医案·卷五》提出"盖六气之中，惟风能全兼五气，如兼寒则风寒……兼燥则风燥……兼火则风火"，所以足见风、寒、热、燥之邪最易伤人肺络，故仲景提出"若人能养慎，不令邪风干忤经络……即医治之。"正如《类证治裁·肺痿肺痈》所说："肺痈者，咽干吐脓，因风热客肺，肺络壅滞蕴毒成痈"。或因风寒袭肺络，未得及时表散，肺络壅滞内蕴不解，郁而化热所为，《张氏医通·肺痈》曾说："肺痈者，由感受风寒，未经发越，停留胸中，蕴发为热。"肺脏肺络受邪热熏灼，肺气失于清肃，血热壅聚而成。

（二）痰热伏络

平素嗜酒太过或嗜食辛辣炙煿厚味，酿湿蒸痰化热，熏灼于肺本络或肺脏宿有痰热，或他脏痰浊瘀结日久，上干于肺本络，形成肺痈。若宿有痰热蕴肺，肺络壅滞，复加外感风热，内外合邪，则更易引发本病。《医宗金鉴·外科心法要诀·肺痈》曾指出："此症系肺脏蓄热，复伤风邪，郁久成痈"。

二、病机

基本病机包括：邪热壅络、热瘀血络、络破血腐、络伤正虚、络破肺伤。

初起风热（风寒）之邪犯肺本络，邪热壅滞肺络，肺络失和，肺失宣降，发为恶寒、发热、咳嗽等风热表证。邪热郁滞日久则气血运行不畅导致血瘀，血瘀则生热，肺热气闭，肺络痹阻，肺失宣肃，外邪入里化热，损伤肺本络使肺本络缩蜷，热邪熏蒸，血瘀于络，内外合邪使肃降无权，最终导致"肺热络瘀"的发生。热壅血瘀，血败肉腐而成。脾为生痰之源，肺为储痰之器，肺热日久炼液为痰日久化热，痰热与瘀血壅阻肺络，血败肉腐，化为痈脓，继则肺损络伤，脓疡内溃外泄，排出大量腥臭脓痰或脓血痰。脓疡溃后，邪毒渐尽，病情趋向好转，但因肺络损伤，故见邪去正虚，阴伤气耗。痰热与瘀血互结，酝酿成痈，血败肉腐化脓，肺络损伤，脓疡内溃外泄。

络破血腐期是病情顺逆的转折点：

1. 顺证 溃后声音清朗，脓血稀而渐少，腥臭味转淡，饮食知味，胸胁稍痛，身体不热，坐卧如常，脉象缓滑。

2. 逆证 溃后音哑无力，脓血如败卤，腥臭异常，气喘，鼻煽，胸痛，坐卧不安，饮食少进，身热不退，颧红，爪甲青紫带弯，脉短涩或弦急，为肺叶腐败之恶候。

第四节 诊查要点

1. 临床表现 急性起病，突然寒战高热，咳嗽胸痛，咯吐黏浊痰，经10天左右，咯吐大量腥臭脓痰，或脓血相间，身热遂降，症情好转，经数周逐渐恢复。如脓毒不净，持续咳嗽，咯吐脓血腥臭痰，低热，消瘦，则转成慢性。

2. 验痰法 脓血浊痰吐在水中，沉者是痈脓，浮者是痰。（《医灯续焰》）

3. 验口味 嚼生黄豆或饮生豆汁不觉腥者为肺痈。（《张氏医通》）

4. 体征 可见舌下生细粒（《外科全生集》）。慢性患者可见"爪甲青紫带弯"，指端呈鼓槌样。脓肿接近胸壁部位者，叩诊可呈浊音，听诊呼吸音减弱或闻及湿啰音。

第五节 类证鉴别

一、肺痈与风温

肺痈高热振寒，咯吐浊痰、喉中有腥味明显。风温多在气分而解，如经1周身热不退，或退而复升，咯吐浊痰，应进一步考虑肺痈之可能。二者共同点为起病急、发热、咳嗽、烦渴或伴气急胸痛。

二、肺痈与痰热郁肺证

痰热郁肺证病机为气分邪热动血伤络，肺痈病机为瘀热蕴结成痈，酿脓溃破；痰热郁肺证病势较轻，肺痈病势较重；痰热郁肺证以咯吐黄稠脓痰、量多为特点，肺痈则以咯大量腥臭脓血浊痰夹血色为特点。二者的联系为痰热郁肺证迁延失治，邪热进一步瘀阻肺络，也可发展为肺痈。

第六节　辨证论治

一、辨证思路

本病为热毒痰瘀蕴肺，成痈酿脓，属于邪盛的实热证。

邪热壅络、热瘀血络期：热毒瘀结在肺，邪盛正实。

络破血腐期：大量腥臭脓痰排出后，因痰热久蕴，肺之气阴耗伤，属虚实夹杂证。

络伤正虚、络破肺伤期：阴伤气耗，兼余毒不净。

二、治疗原则

（一）祛邪为原则——清热解毒，散结消痈、化瘀排脓

清热解毒：热毒为本病之因，整个病程都应重视清热解毒。

散结消痈：要力争在未成脓之前予大剂清肺散结消痈之品以求消散。

化瘀排脓：脓已酿成则为热毒盘踞之根，脓净则毒去，在溃脓期须遵循"有脓必排"的原则，着重排脓以祛邪毒。

（二）审病程，分阶段论治

邪热壅络期：风热侵犯肺卫，宜清肺散邪。

热瘀血络期：热壅血瘀，宜清热解毒，化瘀消痈。

络破血腐期：血败肉腐，宜排脓祛毒。

络伤正虚期：阴伤气耗，宜益气养阴。

络破肺伤期：邪恋正虚，宜扶正祛邪。

注意事项：①不可早用补敛，以免留邪，延长病程，即使有虚象，亦当分清主次，酌情兼顾。②本病不可滥用温肺保肺药，尤忌发汗损伤肺气；还应注意保持大便通畅。③痈脓流入胸腔之脓胸恶候：持续高热，咳嗽困难，气促胸痛，面色苍白，脉细数，预后较差。当予大剂清热解毒排脓，正虚者酌配扶正药物。必要时可作胸腔穿刺引流。④如迁延转为慢性，病程在3个月以上，经内科治疗，肺部脓腔仍然存在，有手术指征者，可转外科处理。

三、辨证分型

1. 邪热壅络证

证候：发热微恶寒，咳嗽，咳黏液痰或黏液脓性痰，痰量由少渐多，胸痛，咳时尤甚，呼吸不利，口干鼻燥，舌苔薄黄或薄白，脉浮数而滑。

治法：疏风散热，清肺化痰。

代表方：银翘散加减。

本方疏风清热，轻宣肺气，用于肺痈初起，恶寒发热，咳嗽痰黏。

常用药：银花、连翘、竹叶、芦根疏风清热解毒，桔梗、贝母、牛蒡子、前胡、甘草利肺化痰。

加减：方中可加鱼腥草、蒲公英、黄芩、金荞麦根（可以收到及时消散，不致发展成肺痈的疗效）。表证重加薄荷、淡豆豉（疏风清热）；痰热壅肺，咳痰甚多加杏仁、浙贝母、桑白皮、冬瓜仁、枇杷叶；胸痛、呼吸不畅加瓜蒌皮、郁金、桃仁。

临证备要：本病不同于普通风热感冒，治疗时针对风热之邪，用辛凉疏散法以外，还要注意宣畅肺气及清热解毒。方中银、翘用量宜大，连翘15~30g，银花30~50g。煎药时间不宜过长。病重者可加服1剂，6小时服1次。

2. 热瘀血络证

证候：身热转甚，时时振寒，继则壮热不寒，汗出烦躁，咳嗽气急，胸满作痛，转侧不利，咳吐浊痰，呈现黄绿色，自觉喉间有腥味，口干咽燥，舌苔黄腻，脉滑数。

治法：清肺解毒，化瘀消痈。

代表方：千金苇茎汤合如金解毒散加减。

前方重在化痰清热，通瘀散结消痈；后方则降火消毒，清肺消痈。

常用药：苇茎、冬瓜仁、薏苡仁清肺泄浊排脓。桃仁通瘀散结，黄芩、黄连、黄柏、栀子泻火解毒，桔梗、甘草宣肺排脓，酌加金银花、鱼腥草、红藤、蒲公英、地丁。用量宜大，20~30g。

加减：高热、心烦、口渴、汗多、尿赤，脉洪数有力，加石膏、知母，融辛凉、甘寒、苦寒于一炉，增强清热泻火之力；肺伤络损而胸痛，加乳香、没药、赤芍、郁金、丝瓜络（通瘀和络）；咳痰黄稠量多，加桑白皮、射干、瓜蒌、海蛤壳（清热化痰）；痰浊脓血壅肺，咳痰浓浊量多，不能平卧，加葶苈子、大黄（泻肺通腑泄浊）；热毒蕴结，咯脓浊痰，腥臭，加犀黄丸，3~5g，日2次。

临证备要：本期热盛血瘀已酝酿成痈，必须注意攻其壅塞。喻昌曰："肺痈毒结有形之血，血结者宜骤攻。"痰热壅肺，痰瘀热毒互结而胸胁胀满、呼吸急促者，当予大剂清肺消痈之品，可加大桔梗、鱼腥草等剂量，以求痈肿消散。本期不宜补益之品，以免助邪资寇。

3. 络破血腐证

证候：突然咯吐大量血痰，或痰如米粥，腥臭异常，有时咯血，胸中烦满而痛，甚则气喘不能平卧，仍身热面赤，烦渴喜饮，舌质红，苔黄腻，脉滑数或数实。

治法：排脓解毒。

代表方：加味桔梗汤加减。

本方清肺化痰，排脓泄壅，用于咳嗽气急，胸部闷痛，痰吐脓浊腥臭者。

常用药：桔梗宣肺祛痰，排脓散结，薏苡仁、贝母、橘红化痰散结排脓，金银花、甘草清热解毒，鱼腥草、金荞麦根、败酱草、芦根、葶苈子泻肺祛壅，白及祛腐生肌，消痈止血。

加减：咯血量多加丹皮、栀子、藕节、白茅根、三七粉（吞）、白及粉（吞）。痰热内盛，烦渴，痰黄稠加石膏、知母、天花粉；津伤明显，口干，舌质红加沙参、麦冬；气虚无力托脓，气短、自汗、脓出不畅加生黄芪；若大量脓痰不消，可用鱼桔苡贝汤（顾兆农）：鱼腥草，入肺经，长于清热解毒（鲜品捣汁冲服60~90g）；苦桔梗，宣肺气，祛痰排脓，20g；薏苡仁（30~45g）、浙贝母（20g）清热、排痰、消脓；咯血多加丹皮、栀子、白茅根、三七粉、白及粉；津伤明显，口干舌质红加丹参、麦冬；气虚不能托脓加生黄芪；脓液溃泄不畅，量少难出加山甲、皂刺（咯血者禁用）。

体位引流：极为重要，是缩短病程、提高治愈率的关键。可按照脓肿的不同部位采用相应体位，每日3次，每次15~30分钟。如患者中毒症状太重，或大咯血时，暂不宜作脓腔引流。

备选方：千金苇茎汤加鱼腥草、金荞麦根、黄芩、败酱草。

临证备要：①在痈脓破溃时，蓄结之脓毒尚盛，邪气仍实，决不能忽视脓毒的清除。脓液是否能顺利排出，是治疗成败的关键，治疗当选桔梗，桔梗为仲景治疗肺痈主药，能开提肺气，宣肺祛痰（桔梗皂苷为强力祛痰药），可用较大剂量（15~25g）以加速排痰。②实验证明，鱼腥草、金荞麦根是治疗肺脓肿的有效药物。鱼腥草为三白草科植物，又名蕺菜，其部分有效成分具有挥发性，不宜久煎，煮沸1~2分钟即可，每日用量30~60g。其抗菌谱广，对 G^+ 球菌、G^- 杆菌均有明显的抗菌作用，且毒性小。③南通中医院用金荞麦根治疗肺脓肿，有活血化瘀、软坚散结、清热解毒等功能。药理研究：从其根、茎中分离得化合物A、B、C三种成分，其中化合物A为主要成分，称为双聚原矢车菊苷元，是治疗肺脓肿的有效成分，在前三期都可加用一般用量30g。④在本期当防止发生大咯血：在溃脓期时，若病灶部位有较大的肺络损伤，可以发生大量咯血，应警惕出现血块阻塞气道，或气随血脱的危象，当按"血证"处理，予急救措施。

4. 络伤正虚证

证候：身热渐退，咳嗽减轻，咯吐脓血渐少，臭味亦减，痰液转为清稀，或见胸胁隐痛，难以久卧，气短乏力，自汗，盗汗，低热，午后潮热，心烦，口干咽燥，面色不华，形瘦神疲，舌质红或淡红，苔薄，脉细或细数无力。

治法：清养补肺（益气养阴，兼清余邪）。

代表方：沙参清肺汤。

本方益气养阴，清肺化痰，为肺痈恢复期调治之良方。

常用药：北沙参、白及养阴补肺，生黄芪、太子参益气生肌，桔梗、甘草、薏苡仁、冬瓜子、合欢皮化痰泄浊，排脓消痈。

加减：阴虚发热加十大功劳叶、青蒿、白薇、地骨皮；脾虚，食纳不佳，便溏加白术、山药、茯苓；肺络损伤，咯吐脓血加白及、白蔹、合欢皮、阿胶。

临证备要：恢复期虽属邪衰正虚，气阴两伤，应以清养补肺为主，扶正以托邪，但仍须防其余毒不净，适当佐以解毒排脓之品。

5. 络破肺伤证

证候：咳嗽、咯吐脓血浊痰虽减，然日久不净，胸痛不除，身热缠绵。或痰液一度清稀而复转臭浊，病情时轻时重。面色不华，形瘦神萎，气短，自汗，盗汗，心烦口渴。舌红苔少或黄，脉细数或虚数。

治法：益气养阴，排脓解毒。

代表方：桔梗杏仁煎。

本方益气养阴，排脓解毒，正虚邪恋者较宜。

常用药：百合、麦冬、阿胶养肺滋阴，桔梗、甘草、杏仁、贝母、枳壳排脓化痰，金银花、红藤、连翘、夏枯草清热解毒散结。

加减：咯吐腥臭脓浊痰者，加鱼腥草、败酱草、金荞麦根等。

第七节 专病论治

一、支气管扩张

支气管扩张症（bronchiectasis）是指继发于急、慢性呼吸道感染和支气管阻塞后，反复发生支气管炎症、致使支气管壁结构破坏（包括软骨、肌肉和弹性组织破坏被纤维组织取代），引起支气管异常和持久性扩张。该病多见于儿童和青年，患者多有童年麻疹、百日咳或支气管肺炎病史。在欧美国家，一般将支气管扩张症划分为囊性纤维化和非囊性纤维化，我国多为非囊性纤维化支气管扩张症。按照发病原因可将该病划分为先天性和后天获得性（继发性）两种，其中以后者居多。临床表现主要为慢性咳嗽、咳大量脓痰和（或）反复咯血。随着近年来对于该病发病因素与病理机制研究地不断深入，很多抗感染、消除诱因的治疗措施得到广泛应用，近年来有人发现一部分支气管扩张患者在高分辨率 CT（HRCT）下病理征象可以逆转，给许多患者带来康复的希望，但本病一旦形成，加之治疗、调护不当，则极易反复发作，缠绵难愈，预后欠佳。

（一）病名归属

该病可归属为络病学"肺络失约、肺络弛张"范畴，可与"咳嗽""血证（咯血）""肺痈"互参。《灵枢·百病始生》曰"阳络伤则血外溢"，诸多医家认为人体上部的出血多由上部、属表的络脉损伤造成。本病咳吐脓痰的证候特点与《金匮要略·肺痿肺痈咳嗽上气病脉证并治》中论述"咳而胸满振寒，脉数，咽干不渴，时而浊唾臭，久久吐脓如米粥者，为肺痈"甚为相似。另外由于本病常见反复咯血，故可以与《中医内科学》"血证"篇中咯血之论相参照。

（二）病因病机

其基本病机总属火、痰、瘀渐次而成，酝酿成脓，壅塞肺络，肺络失约，气络弛张，血络破溃。细究其病机当为机体因外感六淫，或内生五邪，导致脏腑失和，功能失调，然肺之气络有张有弛，舒缩有道，血络渗灌气血，伴行气络为常象。今者，邪热郁肺，蒸液成痰，滞血为瘀，痰、火、瘀互生互滋，酝酿成脓，壅塞于肺络，气络伤致舒缩不能，日久则胀，胀则不能行气，清气不纳，浊气、脓汁停络，呼吸不能，发为喘咳、吐脓；血络伤束血不能，血运不循常道，溢于络外，发为咯血。初病正气尚存，交争剧烈，久病则病及脾肾，正不胜邪，脾虚则失于统血，肾虚水亏火胜，虚火灼络，血络失濡，脉道不滑，皆能加重诸症。"火"有虚实之分，实火来源多为外感六淫，亦有过食肥甘厚味、不制酒肆酿痰生热，或愠怒伤肝所生。虚火多由久病肝肾阴虚，水亏火旺，虚火炎上。"痰"有寒热之别，可有不摄饮食而生，或因气火炼津为痰，但多日久化热为痰热之邪。"瘀"之形成，可因痰火蕴结，阻碍气血而生；《金匮要略》曰"热之所过，血为之凝滞。"可见血瘀可因邪热熏灼血脉而成；此外，血络受损，离经之血不得归经，日久往往又留而成瘀；久病肺脾气虚，无力运血，亦可成瘀。可见三种病理因素互相影响，渐次而成，愈演愈烈。

（三）辨病辨证论治

1. 辨病

（1）根据病史：有肺部感染史，曾患过百日咳、麻疹、肺炎、肺结核等，及慢性咳嗽、咯大量脓痰和反复咯血及呼吸道感染等症状，痰液静置后分三层，细菌培养可有细菌生长。

（2）肺部有局限性固定的啰音，病程长的有杵状指（趾）。

（3）胸部 X 线检查：常显示肺纹理明显粗乱增多，在增多的纹理中可有管状透明区，为管壁增厚的支气管影，称为轨道征。

（4）支气管造影：是诊断支气管扩张的最重要步骤，可明确病变部位、程度和范围。

2. 辨证论治

（1）风热犯肺，入里化热

证候：咯血，咳嗽，胸闷，身热口渴，鼻燥咽干，或有恶寒发热，舌红苔薄黄，脉浮数。

治法：解表清热，宣肺止咳。

方药：桑叶 10g、杏仁 10g、豆豉 10g、生山栀 10g、沙参 15g、大贝母 10g、连翘 15g、黄芩 10g、桔梗 10g、白茅根 30g、仙鹤草 15g、炙杷叶 10g。

中成药：止咳橘红丸。

（2）痰热蕴肺

证候：咳嗽气急，咳痰色黄或脓痰，咯血，胸痛胸闷，心烦口干，面红目赤，便秘尿赤，舌红苔黄，脉滑数。

治法：清热化痰，泻火止血。

方药：炙麻黄 6g、杏仁 10g、生石膏 30g（先下）、生甘草 6g、桑白皮 10g、地骨皮 10g、黄芩 10g、鱼腥草 30g、丹皮 10g、生山栀 10g、仙鹤草 15g、小蓟 10g、白茅根 30g、大贝母 10g、三七粉 3g（冲服）。

中成药：二母宁嗽丸，云南白药。

（3）气阴两虚

证候：面色㿠白或颧红，气短乏力，干咳少痰，口干咽红，舌淡红少苔，脉细数无力。

治法：益气养阴，润肺止咳。

方药：太子参 15g、沙参 15g、百合 30g、玉竹 15g、杏仁 10g、百部 10g、旱莲草 10g、侧柏 10g、桑白皮 10g、地骨皮 10g、知母 10g、川贝粉 6g（冲服）。

中成药：养阴清肺膏。

（四）中医验方治疗

白及粉 5g、参三七粉 3g、阿胶 10g（烊化），后冲服白及粉、三七粉。用于咯血者。

二、肺脓肿

肺脓肿是由于多种病因所引起的肺组织化脓性病变。早期为化脓性炎症，继而坏死形成脓肿。多发生于壮年，男多于女。根据发病原因有经气管感染型、血源性感染型和多发脓肿及肺癌等堵塞所致的感染型三种。肺脓肿也可以根据相关的病原进行归类，如葡萄球菌性、厌氧菌性或曲霉菌性肺脓肿。自抗生素广泛应用以来，肺脓肿的发生率已大为减少。

（一）病名归属

肺脓肿为"肺痈"，肺痈是指由于热毒瘀结于肺，以致肺叶生疮，肉败血腐，形成脓疡，以发热、咳嗽、胸痛、咯吐腥臭浊痰，甚则咯吐脓血痰为主要临床表现的一种病证。病因为外感风热和痰热素盛。肺痈的病理演变过程，根据病情的发展而表现为初期、成痈期、溃脓期、恢复期四个阶段。病机关键：热壅瘀血，血败肉腐。治疗原则：肺痈属实热证，治疗以祛邪为总则，清热解毒、化瘀排脓是治疗肺痈的基本原则。肺痈属内痈之一，是内科较为常见的疾病。此病多发于青壮年，男性多于女性，发病率农村高于城市。

（二）病因病机

肺脓肿的主要病因是外感风热之毒，熏蒸于肺，肺受热灼，热盛血瘀，郁结成痈，血败化脓，或是因原有痰热，食炙煿煎炸，温热蕴结日久，再因外感风热，内外合邪，导致发病。

肺脓肿发生的因素为细菌感染、支气管堵塞，加上全身抵抗力降低。原发性脓肿是因为吸入致病菌或肺炎引起，继发性脓肿是在已有病变（如梗阻）的基础上，由肺外播散、支气管扩张和（或）免疫抑制状态引起。

（三）辨病辨证论治

1. 痰热蕴肺

治法：清热解毒，宣肺化痰。

方药：千金苇茎汤和桔梗汤加减。方中芦茅根、黄芩、鱼腥草、银花、连翘、败酱草清热解毒，泻肺治痈；冬瓜仁、生薏仁、桃仁祛脓排痰，清热利湿，化瘀活血；沙参、石斛、桔梗、杏仁、百部、枇杷叶、甘草润肺清热，宣肺止咳化痰。如咳吐脓痰量多，伴发热便秘者，可于上方中加鲜竹沥、紫花地丁、大黄，加强清热解毒、化痰排脓的作用；伴咯血者，酌情选加大黄炭、地榆、茜草，有清热凉血止血的作用；在上方中加用生黄芪，有益气扶正、托毒排脓的功效，故无论是否有正虚存在，均宜重用之。

2. 火热伤肺

治法：清肝泻火，凉血止血。

方药：黛蛤散加味。方中青黛、黄芩、丹皮、栀子，清肝泻热凉血；

海浮石、海蛤粉、桑白皮、紫菀、桔梗、甘草敛肺化痰止咳；生地、大黄、生侧柏、大小蓟清热凉血止血；当归养血化瘀。如咳嗽重者，加杏仁、前胡、白前；热盛痰多者，选加瓜蒌、鱼腥草、竹沥、银花。

3. 阴虚火旺

治法：滋阴清热，润肺止血，化痰止咳。

方药：百合固金汤加减。方中百合、麦冬、贝母润肺生津，化痰止咳；生地、元参、知母滋阴清热润肺；黄芩、白及、白芍、旱莲草清热凉血止血；阿胶、花蕊石滋阴养血；甘草调和诸药，也有止咳化痰作用。如阴伤潮热者，加地骨皮、白薇，加强滋阴清热除烦的药效；如咯血量多，伴面色苍白、大汗淋漓者，为气随血脱的危重证候，应使患者安卧，急以独参汤益气固脱，并酌情进行中西医结合紧急抢救。

4. 肺气不足

治法：补益肺气，润肺止咳。

方药：生脉散合沙参麦冬汤加减。方中太子参、沙参益气养肺；麦冬、玉竹、百合滋阴润肺止咳；五味子、川贝、陈皮、茯苓、甘草敛肺止咳化痰；当归、阿胶滋阴养血，兼有止咳作用。如气虚明显，可酌情选用党参、人参或生黄芪，加强益气养肺的作用。

（四）中医验方治疗

1. 中药

1）鲜竹沥水，15~20ml，每日 3 次，口服；或天竺黄，0.5~1g，研细末冲服，每日 2~3 次，用于肺热咳嗽痰多者。

2）支扩咳痰方，鱼腥草、金银花、冬瓜仁、薏苡仁各 30g，桔梗 15g，黄连、甘草各 5g，黄芩、贝母、桃仁各 10g，水煎服，每日一剂，适用于反复咳嗽、咳吐脓痰者。

3）支扩成方，三七、蒲黄炭、杏仁、款冬、川贝母、橘络、阿胶（烊化）、党参（或沙参）各 15g，海蛤粉、天竺黄、百合、白术、生牡蛎各 30g，糯米 10g，白及 120g，共研细末成散剂或制成片剂，每服 5~10g，每日 2 次。适用于咳嗽脓痰，或咯血者。

4）止血粉，大蓟、白及、大黄，剂量按 3：2：1 比例配制，共研细末，过筛成散，每服 3~5g，每日 3 次。用于支扩咯血及上消化道出血者。

2. 针灸　主要用于支气管扩张合并感染控制后或缓解期的治疗。

1）取肺俞、膻中、天突、太溪、三阴交，留针 15 分钟，隔日一次，用于预防感冒，减少支扩发作。

2）取大椎、足三里、血海、肺俞、命门、三阴交，留针 15 分钟，隔日一次，用于增强体质，提高免疫力。

第八节　预防与调护

一、预防

平素体虚或原有其他慢性疾患者，肺卫不固，易感外邪，当注意寒温适度，起居有节，以防受邪致病；并禁烟酒及辛辣炙煿食物，以免燥热伤肺。一旦发病，则当及早治疗，力求在未成痈前得到消散，或减轻病情。

二、调护

应做到安静卧床休息，每天观察体温、脉象的变化，观察痰与脓的色、质、量、味的改变。注意室温的调节，做好防寒保暖，以防复感。在溃脓期可根据肺部病位，予以体位引流，如见大量咯血，应警惕血块阻塞气道。饮食宜清淡，多吃具有润肺生津化痰作用的水果，如梨、枇杷、萝卜、荸荠等，饮食不宜过咸，忌油腻厚味及辛辣刺激海腥发物，如大蒜、海椒、韭菜、海虾等，严禁烟酒。

第九节　临床科研思路

一、回顾性研究

肺痈，其治疗依然是临床研究的重点和难点。利用多种数理统计方法，全面、系统、科学地整理、分析、总结肺痈的临床辨证论治规律，仍将是肺痈研究的重要着眼点，也是其临床前瞻性研究的基础。可利用数据挖掘中的聚类分析、关联分析等方法，结合古籍文献检索和数据库技术，分析肺痈证论治规律的变化过程，总结肺痈有效治疗的方法和方药。

二、前瞻性研究

在回顾性研究的基础上，对肺痈的辨证论治规律进行前瞻性调查设计，制定肺痈证治要素相关的调查问卷并进行相关调查，采用聚类分析、关联规则、决策树、复杂网络、构成比等方法，对调查的相关信息进行数据分析和处理，探索肺痈的证候要素、证候特征、证候演变规律及辨证论治规律等。

结合回顾性研究和前瞻性研究的结果，创制肺痈治疗的方药，并进行临床试验和动物实验以评价其疗效、探索其疗效机制。

第十节　文献摘要

《金匮要略·肺痿肺痈咳嗽上气病脉证并治》："风伤皮毛，热伤血脉；风舍于肺，其人则咳，口干喘满，咽燥不渴，多唾浊沫，时时振寒。热之所过，血为之凝滞，蓄结痈脓，吐如米粥，始萌可救。"

《医门法律·肺痿肺痈门》："凡治肺痈病，以清肺热，救肺气，俾其肺叶不至焦腐，其生乃全。故清一分肺热，即存一分肺气，而清热必须涤其壅塞，分杀其势于大肠，令秽浊脓血日渐下移为妙。"

《证治汇补·胸膈门》："久咳不已，浊吐腥臭，咳则胸中隐隐痛，口中辟辟燥，脉实滑数，大小便涩数，振寒吐沫，右胁拒按，为肺痈之病。因风寒内郁，痰火上凑，邪气结聚，蕴蓄成痈。"

《张氏医通·肺痈》："肺痈危证……若溃后大热不止，时时振寒，胸中隐痛，而喘汗面赤，坐卧不安，饮食无味，脓痰腥秽不已者难治，若喘鸣不休，唇反，咯吐脓血，色如败卤，秽臭异常，正气大败，而不知痛，坐不得卧，饮食难进，爪甲紫而带弯，手掌如枯树皮，面艳颧红，声哑鼻煽者不治。"

《杂病源流犀烛·肺病源流》："肺痈……无论已成未成，总当清热涤痰，使无留壅，自然易愈。凡患肺痈，手掌皮粗，气急脉数，颧红鼻煽，不能饮食者，皆不治。"

《类证治裁·肺痈》："肺痈毒结有形之血，血结者排其毒。""肺痈由热蒸肺窍，致咳吐臭痰，胸胁刺痛，呼吸不利，治在利气疏痰，降火排脓。"

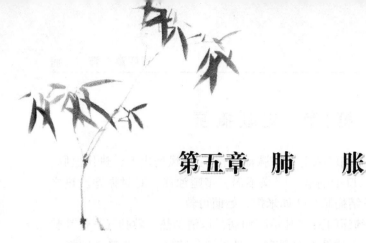

第五章　肺　　胀

第一节　疾病概述

　　肺胀，是指肺气胀满。临床以喘咳胸满为主症的慢性虚损性肺病。其病因以久病肺虚、感受外邪为主。基本病机为络不敛降、气还络间、络气胀满。病性总属本虚标实，以正虚为本、为主，兼见标实，正虚以肺络亏虚为本，逐渐损及脾络、肾络，导致脾虚不能转输，肾不纳气，而肺气上逆，标实则根据感邪性质、患者体质、病情等不同，而有痰、瘀、毒等邪气壅滞肺络，络气不降。其病位在肺，与脾、肾、心关系密切。辨证分型主要有痰浊壅络、痰热郁络和络痰蒙窍、水溢体络、肺肾络虚证，治疗总以扶正祛邪、理气通络为原则，但应根据本虚标实的轻重缓急随证变法，尤其应该重视通络降气。肺胀属虚弱性慢性复杂性疾病，病情易反复发作，迁延难愈，预后不良。

第二节　历史沿革

　　肺胀的相关理论早在《黄帝内经》中就有记载，如《灵枢·胀论》载："肺胀者，虚满而喘咳"，《灵枢·经脉》曰："肺手太阴之脉……是动则病肺胀满，膨膨而喘咳"等指出了肺胀的病因病机与证候表现。汉·张仲景在《金匮要略·肺痿肺痈咳嗽上气病脉证并治》中言："咳而上气，此为肺胀，其人喘，目如脱状"，所言"上气"代指肩息、气喘、不能平卧的证候，提示其病源于肺虚感邪，其多现胸闷如塞、胸部膨满、喘咳上气等症状。《诸病源候论·上气鸣息候》曰："肺主于气，邪乘于肺则肺胀，胀则肺管不利，不利则气道涩，故上气喘逆，鸣息不通"。《诸病源候论·咳逆短气候》把肺胀的发病机理归结为"肺虚为微寒所伤则咳嗽，咳嗽则气还于肺间则肺胀，肺胀则气逆，而肺本虚，气为不足，复为邪所乘，壅痞不能宣畅，故咳逆短气也"。元·朱丹溪最早提出本病痰夹瘀血证候，并开创活血化瘀法。提出"宜养血以流动乎气，降火疏肝以清痰"的治则，强调对于无外邪而内虚之肺胀，治法为敛肺化痰，并发明了用蜂蜜和药末含服治肺胀的服药方法。《丹溪心法·咳嗽》："肺胀而咳，或左或右不得眠，此痰夹瘀血碍气而病"即提示病机为痰瘀。秦景明《症因脉治》谓："肺胀之因，内有郁结，外复感邪，肺气不得发泄，则肺胀作矣"，指出郁结是导致肺胀的主要内因。明·龚廷贤《寿世保元·痰喘》曰："肺胀喘满，膈高气急，两胁煽动，陷下作坑，两鼻窍张，闷乱嗽渴，声嘎不鸣，痰涎壅塞"，认识到痰涎壅塞是引起肺胀喘满、两胁煽动等症状的主要因素。清·李用粹《证治汇补·卷五肺胀》进一步指出"痰挟瘀血碍气……喘嗽胀闷者……有停水不化，肺气不得下降者，肾虚水枯，肺金不敢下降而胀者"，认为"气散而胀者，宜补肺，气逆而胀者，宜降气，当参虚实而施治"，提出证候分类及治法。

第三节　病因病机

一、病因

（一）外邪袭络

肺为华盖，可通过呼吸与外界直接相通，且肺为娇脏，易受邪气，肺虚不固，加之摄生不慎、起居无节、饮食失常、妄自作劳之夙根，外邪（风、寒、暑、湿、燥、火、疫疠、毒）可乘虚而入，侵犯机体，阳络行于体表，顾护人之阳气，气络运行卫气，卫外御邪，在外在表之络受邪侵犯，络中气血失和，气运不畅，络气还行肺间，诱发肺胀，病情反复，逐渐加重。

（二）久病络虚

肺系慢性疾病如内伤久咳、喘哮、支饮、肺痨等，反复发作，病情迁延、病程缠绵，气道壅塞，气运失常，出入不利，阻于肺间，日久肺脏亏虚，络失所养，络虚不荣，"不虚不阻"，络虚日久，气运不利，行血运津无力，津停痰凝，血瘀络阻，加重肺络亏虚，再者肺络病及脾，子盗母气，而致脾络虚，肺络虚及肾，金不生水，而致肾气疲惫，肺脾肾皆虚，而致痰生、气阻、瘀成，阻于心、肺、体络脉，而生诸证。

二、病机

（一）基本病机

1. 络不敛降　外邪侵犯机体，在外在表之阳络与运行卫气之气络抗邪，气络吐故纳新，肺主气，司呼吸，具有宣发肃降之功，内外气体交换、周身气津布散、敛降均赖于肺之气络，肺虚络亏，气络不容，运行气津失常，络不敛降，肺气不敛，难以下降进行正常的气体交换，气聚肺胸，上逆则见喘咳、呼吸困难。

2. 气还络间　络行不畅，肺之主气功能失常，肺气不降，气无所出，由阳络入阴络，深入肺腑，停聚肺内，还行络间，络中气滞，日久气滞化热生火，灼伤津液，炼液为痰，灼血成瘀，阻滞气机；且气滞络道，气行津运血受阻，津停痰凝，血滞为瘀，亦可加重气机不利，气聚络间日益严重，症见咳嗽、咳痰、呼吸困难逐渐加重。

3. 络气胀满　络中气血津液停聚，气机不利，肺气不得肃降，聚于肺络间，络中气滞不通，复遇内外之邪，加重络之气滞，络气胀满，形于外则见肺部膨隆，呈桶状，叩之有声。日久累及脾、肾，甚者心。

（二）病机演变

肺为华盖，肺之阳络亦行于全身体表之最高层，如国之城墙、人之藩篱。肺之气络运行卫气，顾护机体，卫外为固，亦在体表。外邪入侵，首犯肺之阳络、气络。"肺气以肃降为顺"，初病时，病位尚浅，仅邪痹气络，络中气机运行不畅，肺失肃降，络不敛降，气逆上行为咳。且"上焦如雾，肺络布津"，肺络感邪，则津液失布，聚而生痰，为嗽。

若失治误治，病情迁延日久，病邪入深而稽迟，病及阴络、血络。肺脏无力，阳络不通，浊气不排，壅于阴络，则阴络弛张，胀而不舒，络气不敛，为喘促。气无所出，还行络间，肺气胀满不舒，胸部膨隆、呼吸困难。且肺者，朝百脉，助心行血，气血络交感不能，则吸入之清气不得交感入血，宗气不生，新血无根，陈血不去，故血络迟滞，则心悸、爪甲发绀、颈脉动甚、脉结代。

脾为肺之母，肺络亏虚日久，子盗母气，脾络受累，失其健运之能，则水湿内停，酿湿成痰，日久痰从寒化而为水，水湿上溢于肺，聚于阴络，痰随气逆，则咳痰更甚，气随痰阻，则见胸部膨隆、憋闷如窒；水阻中焦，则食少纳呆，脘腹胀闷，气机不利；水气泛溢体络，则见水肿尿少。"肺为气之主，肾为气之根"，肺为肾之母，肺络虚损日久，母病及子，金不生水，而致肺肾俱虚，肾气衰疲，气不归元，逆而上冲，则喘促日益加重，气不得续，呼吸困难，动辄尤甚，加之肾虚不能蒸化水湿，水湿痰浊愈演愈烈，病久势深，更使咳喘之疾胶着难耐。此外，肾脉上络于心，水火互济，心阳根于命火，命门火衰，心阳无根，也加重心悸诸证。

在整个病程中，痰浊、水饮、血瘀互相影响、转化，早期多见痰浊，日久渐积水饮、瘀血，终至错杂为患。病程缠绵，反复发作，难以根治，且患者多为年老体弱，精气不足，故病愈较难。若病中见神昏谵语、烦躁不安之"痰蒙心窍"证；筋惕肉𥆧、抽搐惊厥之"痰热内扰、肝风内动"证；甚或汗出肢冷、脉微欲绝之"阴阳消亡"危重证候，则更为险恶，预后欠佳。

第四节 诊查要点

1. 临床以喘、咳、痰、胀,即喘息气促,咳嗽,咳痰,胸部膨满,胀闷如塞为主症。喘促,动则尤甚,甚者鼻翼煽动,张口抬肩,目胀如脱;痰多为白色泡沫样。

2. 常伴有面色㿠白,甚者面唇发绀,心慌动悸,烦躁不安,脘腹胀满,肢体浮肿,神疲,头晕,或时有寒热等全身症状。

3. 有多种慢性肺系疾病史,反复发作,时轻时重,经久难愈,久病体虚。尤见于年老体虚者。

第五节 类证鉴别

一、肺胀与哮病

哮病是一种发作性的痰鸣气喘疾患,以喉中哮鸣有声为主要特征,常突然发病,迅速缓解,且以夜间发作多见;肺胀是包括哮病在内的多种慢性肺系疾病后期转归而成,每次因外感诱发为逐渐加重,经治疗后逐渐缓解,发作时痰瘀阻痹的症状较明显,两病有显著的不同。

二、肺胀与喘证

喘证是以呼吸困难为主要表现,可见于多种急慢性疾病的过程中,常为某些疾病的重要主症和治疗的重点。但肺胀由多种慢性肺系疾病迁延不愈发展而来,喘咳上气,仅是肺胀的一个症状。

第六节 辨证论治

一、辨证思路

本病虽为本虚标实之证,但有偏实、偏虚之差,需分析其病程中本虚标实的主次关系,并分析病变在气血、阴阳之异。一般感受邪气时,病变在阳络、气络,偏于邪实,平时偏于本虚。偏实者当辨析痰浊、水饮、血瘀的主次,早期多以痰浊为主,痰瘀互生,病情迁延日久,病邪入深而稽迟,病及阴络、血络。渐成痰瘀并存之势,可兼并气滞、水饮错杂为患;本虚则当辨析肺脾肾三络之气血阴阳以何为主。早期以肺络气虚为主,或气阴两虚，后逐渐累及脾肾两络，由气入血，由阴及阳，后期甚者可见阴阳两虚，病位有肺络、脾络、肾络，甚者累及于心络。

二、治疗原则

治疗总以祛邪扶正、理气通络为原则，但应根据本虚标实的轻重缓急随证变法，尤其应该重视通络降气法。根据病邪的性质不同，当祛邪宣肺、降气化痰、温阳利水等；本虚扶正者，当补肺养心、健脾益肾为主，兼顾气血阴阳的调节。正虚欲脱，则扶正固脱，救逆回阳。

三、辨证分型

1. 痰浊壅络证

证候：咳喘气逆，咳痰，痰色白呈泡沫样，量多，胸满仰息，畏风恶寒，或脘腹胀满，倦怠乏力，舌质黯，舌苔薄腻或浊腻，脉弦滑。

治法：健脾益肺，通络化痰。

代表法：苏子降气汤合三子养亲汤加减。

2. 痰热郁络证

证候：咳喘气逆，咳痰，痰黄质黏，难咯，胸满仰息，或口渴引饮，或发热，便秘溲赤，舌边尖红，舌苔黄腻，脉弦滑数。

治则：清热化痰，通络降气。

代表方：麻杏甘石汤合千金苇茎汤。

3. 络痰蒙窍证

证候：初为喘咳气促，咳痰，后突见神志恍惚，表情淡漠，谵妄烦躁，撮空理线，嗜睡昏迷，或伴肢体瞤动，喉中痰鸣辘辘，汗出如油，口唇青紫，舌质黯红或淡紫，脉细滑数。

治则：豁痰开窍，醒神通络。

代表方：涤痰汤加减。

4. 水溢体络证

证候：喘咳，咳痰清稀，心悸气短，不能平卧，面浮，下肢肿甚，重则一身皆肿，腹部胀满有水，胃脘痞闷不舒，食少纳呆，畏寒，面唇青紫，舌体胖大，质黯淡，苔白滑，脉沉细。

治则：温肾健脾，化饮通络。

代表方：真武汤合五苓散。

5. 肺肾络虚证

证候：喘咳，咳痰清稀，呼吸浅短难续，声低轻微，甚则张口抬肩，不能平卧，伴胸闷、心慌，腰膝酸软，小便清长，或尿有余淋，畏寒，面唇青紫，舌体胖大，质黯淡或紫黯，苔白滑，脉沉细。

治则：补肺纳肾，理络降气。

代表方：平喘固本汤合补肺汤加减。

第七节　治疗发微

一、以络论治

肺络是指行于肺系和布散于表的别络、孙络、浮络的总称。肺主司呼吸、助心行血、宣发肃降等作用均赖于肺络。若肺络为病，因其易入难出、易滞易瘀、易息成积的病理特点，络中气血津液不能正常输布，痰湿、瘀血、热毒诸邪内生，郁滞肺络；肺失宣肃，百脉不朝，邪痹肺络，气机升降失常，入络之病邪易入难出，久积成形，进一步痹阻肺络，加重病情，出现咳、痰、喘、心悸、发绀等症状。且肺络作为全身络脉组成部分，其发病后日久必将向心络、脾络、肾络、脑络等络脉传变，出现心悸、胸痹、失眠、痰饮、水肿，甚则神昏嗜睡、喘脱等心脾肾等脏腑受累的病症。以络论治，有益气养阴通络、化瘀通络、祛痰通络等多种治法。如蒋世伟等[1]认为慢性阻塞性肺疾病属中医"肺胀"范畴，从络言，其病机为"肺虚络瘀"，提出通络化瘀为治疗基本方法。再如吴海斌[2]则认为肺络痹阻是其基本病机，治疗当谨守病机、通络为本。

二、皱肺法

皱肺法是以敛肺补肺，补肾纳气，降气平喘为宗旨，其意在敛肺纳气，肺肾同补，固本防复，循序渐进。如出自《三因极一病证方论》中的皱肺丸，再如皱肺平喘胶囊，均能补肺益肾，纳气平喘，扶正固本。高洁等[3]以皱肺平喘胶囊治疗COPD肺肾双虚证取得良好的临床疗效。

三、培本宁肺法

肺胀乃本虚标实之证，从脏腑言之，其本虚以肺、脾、肾三脏亏虚为主，久则及心，标实以痰、瘀、滞、热等为主。急性期以标实为主，缓解期以本虚尤显。针对本病稳定期肺肾两虚、痰瘀肺络的病机特点，发挥中医"整体观念""治病求本""标本兼治"的优势，陈云凤[4]提出"培本宁肺法"用于本病的稳定期肺康复，故当补肺益肾以"培本"，化痰活血、止咳平喘治标以"宁肺"，即培本宁肺之中医治疗法则。

四、泻肺化瘀法

痰瘀互结、阻碍肺气贯穿于肺胀病理演变的始终，在治疗过程中既要泻肺降气，又须重视化瘀，二者有机结合，从"泻肺"角度出发，采用宣降肺气法治疗肺脏病，"化瘀"则指活血祛瘀。

第八节　专病论治

本节讨论慢性肺源性心脏病。

（一）病名归属

在祖国医学中虽然没有慢性肺源性心脏病的病名，但类似于慢性肺心病临床表现的中医病证却很多，根据慢性肺心病胸部膨满，憋闷如塞，喘息气促，咳嗽痰多，烦躁，心悸，面色晦黯，或唇甲发绀，脘腹胀满，肢体浮肿等临床表现，可将其归属于"咳嗽""喘证""肺胀""心悸""痰饮""水肿"等范畴，其中对肺胀症状的描述以及病因、病机的阐述和本病极为相似，多以肺胀论之。

（二）病因病机

病因为久病肺络亏虚，卫外不顾，外邪侵袭，因肺主气，开窍于鼻，外合皮毛，职司卫外，为人身之藩篱，故外邪从口鼻、皮毛入侵，然口鼻、气管等呼吸道乃气络之属，故邪初先犯肺之气络，以致肺气之宣降功能不利，气逆于上而为咳，升降失常则为喘。久则肺络甚虚，肺之主气功能失常，影响呼吸出入，络气壅滞，还于肺间，导致肺气胀满，张缩无力，络不敛降。若肺病及脾，子盗母气，脾失健运，则可导致肺脾两虚。肺为气之主，肾为气之根，若久病肺虚及肾，金不生水致肾气衰惫，肺不主气，肾不纳气，则气喘日益严重，呼吸短促难续，吸气尤为困难，动则更甚。心脉上通于肺，肺气辅佐心脏治理、调节心血的运行，心阳根于命门真火，故肺虚治节失职，或肾虚命门火衰，均可病及于心。痰浊、水饮和瘀血互为影响，病位首先在肺络，继则影响脾、肾络，后及于心络。病初肺气郁滞络道，脾络亏虚失其健运之能，津液不得输，聚而为痰，渐因肺络虚不能化津，脾络虚不能转输，肾络虚不能蒸化，痰浊愈益潴留，久延由气入血，由阳入阴，气不化津，痰从阴化饮为水，饮留上焦，迫肺则咳逆上气，凌心则心悸气短；痰湿困于中焦，则腹胀、纳减，饮溢肌肤则为水肿；痰浊潴肺，病久势深，肺虚不能治理调节心血的运行，心气、心阳虚衰，无力推动血脉，则血行涩滞，可出现心动悸，脉结代，唇、舌、甲床发绀，颈脉动甚等症。

（三）辨病辨证论治

1. 急性期

（1）外邪阻络（感染性）

1）寒饮阻络

证候：咳喘气逆，咳痰，痰白质稀，或夹泡沫，胸闷，短气，或恶风寒，周身不适，倦怠乏力，或脘腹痞闷纳呆，舌黯，苔薄白或腻，脉小滑。

治则：温化寒饮，通络降气。

代表方：小青龙汤合射干麻黄汤。

2）痰热阻络

证候：咳喘气逆，咳痰，痰黄质黏，难咯，胸满仰息，或口渴引饮，或发热，便秘溲赤，舌边尖红，舌苔黄腻，脉弦滑数。

治则：清热化痰，通络降气。

代表方：麻杏甘石汤合千金苇茎汤。

（2）瘀血阻络（心律失常）

证候：咳喘胸闷，心悸频作，偶有胸痛，状如针刺，颈部脉络凸显，舌质紫黯，或有瘀斑，脉结代。

治则：活血化瘀，化痰通络。

代表方：血府逐瘀汤合温胆汤。

（3）痰蒙神窍（肺性脑病）

证候：初为喘咳气促，咳痰，后突见神志恍惚，表情淡漠，谵妄烦躁，撮空理线，嗜睡昏迷，或伴肢体瞤动，喉中痰鸣辘辘，汗出如油，口唇青紫，舌质黯红或淡紫，脉细滑数。

治则：豁痰开窍，醒神通络。

代表方：涤痰汤加减。

（4）水溢体络（水肿）

证候：喘咳，咳痰清稀，心悸气短，不能平卧，面浮，下肢肿甚，重则一身皆肿，腹部胀满有水，胃脘痞闷不舒，食少纳呆，畏寒，面唇青紫，舌体胖大，质黯淡，苔白滑，脉沉细。

治则：温肾健脾，化饮通络。

代表方：真武汤合五苓散。

2. 缓解期

（1）肺脾络亏证

证候：素有肺胀病史，久有咳嗽咳痰，晨起尤显，食少纳呆，胸闷气短，倦怠懒言，舌苔薄白或腻，脉细滑。

治则：健脾补肺，益气通络。

代表方：六君子汤加减。

（2）肺肾络虚证

证候：素有体虚，易感体质，平素时有咳嗽咳痰，伴胸闷气短，喘促呼吸不畅，动则尤甚，痰少，伴腰膝酸软，畏寒，舌质淡，脉沉细。

治则：滋肾益肺，补气通络。

代表方：参蛤散、都气丸加减。

第九节　特殊治法

一、穴位贴敷、埋线

穴位敷贴属于中药经皮给药中重要组成部分。宋娟[5]等研究指出穴位贴敷联合穴位埋线，治疗肺胀病疗效可靠。

二、针灸

针灸疏通经络之气血，在缓解疼痛、改善胸闷等症状方面具有显著优势，取穴多以膻中、定喘、天突、足三里、阴陵泉、丰隆、三阴交、太溪等降气化痰、健脾补肺之穴为主。如曹氏等[6]应用针刺穴位（膻中、尺泽、列缺、足三里、阴陵泉、丰隆、三阴交、太溪）加耳穴压丸（神门、肺、气管、咽喉、对耳屏尖）治疗 COPD 急性加重期患者，结果显示患者 FEV1、FEV1/FVC 较治疗前有所提高。

三、中药雾化吸入

中药雾化吸入是通过压缩碰撞的原理将药液变成微小的雾滴，随着患者的呼吸运动吸入肺部，随着深吸气可进入终末细支气管肺泡，直接作用于肺部，既可以控制呼吸系统炎症，又可以消除长期尘垢，刘氏[7]利用氧气驱动自拟紫草汤（紫草、大青叶、厚朴、苦杏仁、生石膏、紫苏子、白果、蝉蜕、僵蚕）雾化吸入治疗 58 例 COPD 急性加重期（痰热郁肺证）患者，总有效率为 89.66%。

第十节　预防与调护

一、预防

1. 患者住在向阳的房间内，保持屋内环境整洁，空气流通，间断消毒、通风，外出戴口罩，避免烟尘、雾霾等外邪经鼻入肺，进犯机体，注意防寒保暖。

2. 定期体检，了解相关知识，早期发现症状，及早就医。

二、调护

1. 生活规律，戒烟戒酒，适量运动，保持身心健康。

2. 保持患者乐观向上的心态，心情舒畅，避免情志抑郁。

3. 肺胀患者长期缺氧，呼吸困难，合理氧疗改善症状，提高生活质量。

4. 鼓励患者饮水，以稀释痰液，鼓励其尽量自主咳痰，避免痰液滞留肺间，再次感染，加重疾病。

5. 严格遵守医生的医嘱，合理应用止咳、化痰、平喘、利尿等药物，注意药物与食物的禁忌。

6. 低盐低脂，清淡饮食，肺胀患者应少食多餐，忌食辛辣刺激等食物。适量补充维生素、蛋白质等营养。

第十一节 临床科研思路

一、回顾性研究

肺胀包含现代医学中慢性支气管炎合并肺气肿、肺源性心脏病、肺性脑病、慢性阻塞性肺疾病等多种肺系疾病，根据已经发表的文献可知，通过回顾性研究的方法对疾病的中医辨证分型、辨证规律探究、常见的临床症状调查、用药规律的研究等为主要的临床研究方向，其中通过数据挖掘、Meta 分析等方法对证候类型、证候特征、用药规律的研究较多，而中医辨证规律探寻和疗效评价等主要采用量表法和专家问卷设计的方法。

二、前瞻性研究

临床中研究疾病的治疗方案，或者某一药物对其治疗的效果，多采用前瞻性研究，主要以中药复方联合西药常规治疗、中药复方联合针灸治疗、针灸联合西药口服等方法，但缺乏合理公认的疗效评价方法，样本量小等弊端明显。

第十二节　医案选读及文献摘要

一、医案选读

【病案一】

患者，女，65岁，已婚。2011年2月3日就诊。

患者胸膺满闷，短气喘息，稍劳即著8年，半月前受凉后咳嗽痰多，色白黏腻，咯吐不利，倦怠乏力，活动后汗多，脘腹胀满，脘痞纳少，面色灰黯，唇甲紫黯，舌质黯红，上有瘀斑，脉弦滑。胸片印象：符合慢性支气管炎急性发作期，肺气肿。心电图示：窦性心动过速，肺性P波，部分导联ST-T改变。

辨证：脾肺气虚，痰瘀阻络。

治法：化痰降气，健脾益肺，化瘀通络。苏子降气汤合三子养亲汤加减。

处方：苏子10g、前胡10g、白芥子10g、葶苈子10g、莱菔子10g、丹参10g、半夏10g、厚朴10g、陈皮10g、白术10g、茯苓12g、甘草6g。

每日一剂，分两次服用，连服6剂。嘱患者勿食辛辣刺激食品，勿受风寒，注意休息。

二诊：患者胸闷喘息减轻，轻微咳嗽，痰量减少，咯吐尚利，精神恢复，能少量进食。但仍气短明显，稍劳即著，倦怠乏力，舌质绛红，上有瘀斑，脉弦涩。

辨证：脾肺气虚，痰瘀胶结壅滞脉络。

治法：活血化瘀，通利脉络。原方加用黑白二丑各3g、香附10g、五灵脂10g。上方续服6剂。

三诊：患者气短乏力明显好转，能适量活动，生活自理。用补气益肺、调和营卫，佐以活血化瘀之法，方用玉屏风散合桂枝汤加减，药用党参10g、防风10g、炒白术10g、桂枝10g、白芍10g、生姜6g、大枣4枚、丹参10g、生甘草6g，续服6剂，临床症状消失，脉诊如常。半年后随访无复发。（范伟峰.薛文翰老师运用"久病入络"理论临床经验举隅[J].甘肃医药，2012，31（9）：689-691.）

【病案二】

患者，女性，60岁，2011年1月14日就诊。

患间断性咳嗽、喘息十余年，每因冬春气候变化发病，最近出现乏力、上楼困难，于门诊检查心电图、超声心动图正常，肺功能：FEV1/FVC：

60%，FEV1：65%预计值。

刻下：喘息气短，干咳少痰，胸满气短，咳声低怯，动则喘甚，咽干口燥，面色晦黯，舌质淡黯，苔少白腻，舌下脉络迂曲青紫，脉沉细。

辨证：肺肾阴虚，肺络痹阻。

治法：补肺益肾，祛瘀化痰，消痹通络。

方药：生黄芪15g、党参10g、熟地黄15g、蛤蚧1对、枇杷叶10g、南沙参20g、麦门冬10g、当归15g、赤芍10g、水蛭5g、地龙10g、浙贝母10g、旋覆花10g、仙灵脾10g、瓜蒌15g。

以上方加减治疗3个月，乏力气短症减，能上5层楼中途不用休息。肺功能FEV1/FVC：60%，FEV1：70%预计值，中途病情未有发作。（吴海斌. 从肺络论治慢性阻塞性肺疾病［J］. 中国民间疗法，2012，20（11）：5-6.）

二、文献摘要

《灵枢·胀论》："肺胀者，虚满而喘咳。"

《金匮要略·痰饮咳嗽病脉证并治》："咳逆倚息，短气不得卧，其形如肿，谓之支饮。"

《明医杂著》言："肺受邪而上喘，则失下降之令，故小便渐短，以致水溢皮肤而生胀满焉，此则喘为本而胀为标……"

《诸病源候论》认为："肺主于气，邪乘于肺则肺胀，胀则肺管不利，不利则气道涩，故气上喘逆，鸣息不通，诊其肺脉甚滑，为息奔上气。"

《圣济总录·肺胀》："肺胀者手太阴经是动病也，邪客于肺，脉气先受之，其证气胀满，膨膨而喘咳。"

《丹溪心法·卷二·咳嗽十六》："肺胀而嗽，或左或右，不得眠。此痰挟瘀血碍气而病，宜养血以流动乎气，降火疏肝以清痰，四物汤加桃仁、诃子、青皮、竹沥、姜汁之类。"

《黄帝内经素问吴注·四气调神大论》："逆秋气则太阴不收，肺气焦满。太阴失其养收之令，则肺气不清而病焦满，肺胀是也。"

《本草纲目·谷部·罂子粟》："咳嗽诸痛既久，则气散不收，而肺胀痛剧。"

《金匮方歌括·肺痿肺痈咳嗽上气方·越婢加半夏汤》："治咳而上气，此为肺胀。其人喘，目如脱状，脉浮大者，此汤主之。"

《证治汇补·胸膈门·附肺胀》："肺胀者，动则喘满，气急息重，或左或右，不得眠者是也。如痰挟瘀血碍气，宜养血以流动乎气，降火以清利其痰，用四物汤，加桃仁、枳壳、陈皮、栝蒌、竹沥。又风寒郁于肺中，不得发越，喘嗽胀闷者，宜发汗以祛邪，利肺以顺气，用麻黄越婢加半夏汤。有停水不化，肺气不得下降者，其症水入即吐，宜四苓散，加葶苈、桔梗、桑皮、石膏。有肾虚水枯，肺金不敢下降而胀者，其症干咳烦冤，宜六味丸，加麦冬、五味子。又有气散而胀者，宜补肺，气逆而胀者，宜降气。当参虚实而施治，若肺胀壅遏，不得眠卧，喘急鼻煽者，难治。"

参 考 文 献

[1] 蒋世伟，庞立健，朱凌云，等. 慢性阻塞性肺疾病中医"肺虚络瘀"病机理论探析 [J]. 辽宁中医药大学学报，2013，15（8）：71-73.

[2] 吴海斌. 从肺络论治慢性阻塞性肺疾病 [J]. 中国民间疗法，2012，20（11）：5-6.

[3] 高洁，魏国玲，陈茜，等. 皱肺平喘胶囊 54 例治疗 COPD 肺肾双虚证 [J]. 陕西中医，2008，29（8）：947-948.

[4] 陈云凤. 肺胀病稳定期培本宁肺法治疗思路探讨 [J]. 中国中医药现代远程教育，2013，11（17）：128-129.

[5] 宋娟，徐华，张尼芳，等. 穴位贴敷联合穴位埋线治疗肺胀的疗效观察及护理 [J]. 中外医疗，2014，（21）：153-155.

[6] 曹琳，邵媚媚，刘智艳. 针刺配合耳穴对提高 COPD 急性加重期患者生活质量的研究 [J]. 云南中医中药杂志，2012，33（4）：53-55.

[7] 刘明芳. COPD 急性加重期 58 例氧气驱动中药雾化吸入治疗与护理 [J]. 中国社区医师：医学专业，2011，13（11）：235-236.

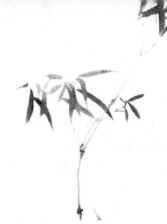

第六章 肺 痨

第一节 疾病概述

　　肺痨，是具有传染性的慢性虚弱疾患，由于劳损在肺，故称肺痨。肺痨相当于西医学中的肺结核，是肺病中的常见病，临床以咳嗽、咯血、潮热、盗汗及身体逐渐消瘦为主要临床特征。其病因包含内外两部分，外因为感染"痨虫"，内因为正气虚弱。肺痨的病位在肺，但可传及其他脏腑，尤以脾肾为主，同时也涉及心肝。病理性质主要为阴虚，进而可见阴虚火旺或者气阴两虚，甚则阴损及阳，在临床先后表现各个不同证候类型。辨证分型主要有络损阴虚证、虚火灼络证、气阴虚络证和阴阳虚络证，治疗当以补虚培元和抗痨杀虫为原则，调补脏器重点在肺，并应注意脏腑整体关系，同时补益脾肾。根据"主乎阴虚"的病理特点，以滋阴为主法，火旺者兼以清火，如合并气虚、阳虚见证者，则同时兼顾。肺痨是复杂的慢性虚弱性疾患，并且带有传染性，应做到防治结合。

第二节 历史沿革

　　历代医家对本病的认识，大约可分为三个时期。第一个时期是春秋战国至东汉末期，认为本病属慢性劳损性疾病。《内经》《金匮要略》等这一时期的医籍中无肺痨病，大多归于"虚损""虚劳"一类病证中，并描述了与肺痨主症相似的临床表现，认为本病属于"虚劳"范围的以肺系症状为主的慢性虚损性疾病。如《素问·玉机真藏论》说："大骨枯槁，大肉陷下，胸中气满，喘息不便，内痛引肩项，身热，脱肉破䐃……肩髓内消"。指出本类肺系虚劳病后期五脏衰竭之症状皆具，并且多以死亡为结局。《灵枢·玉版》篇说"咳且溲血，脱形，其脉小劲""咳，脱形身热，脉小以疾"。《灵枢·五禁》说："形肉已脱，是一夺也；大脱血之后，是二夺也"。《灵枢·邪气藏府病形》又载："肺脉……微急为肺寒热，怠惰咳唾血，引腰背胸，若鼻息肉不通，缓甚为多汗……微大为肺痹，引胸背，起恶日光；

小甚为泄，微小为消瘅。滑甚为息贲上气……微涩为鼠瘘，在颈支腋之间，下不胜其上，其应善酸矣。"本段经文详辨肺痨诸脉对应之证，已有汗出、胸痛、咯血、泄泻以及息贲、鼠瘘等肺痨及并发症的论述，生动地描述了肺痨的症状及其慢性消耗性表现。《金匮要略·血痹虚劳病脉证并治》中载："苦肠鸣，马刀侠瘿者，皆为劳得之"，所谓"马刀侠瘿"即淋巴结核，乃肺结核常见的并发症，显然本篇所论"虚劳"是包括肺痨在内的。

魏晋到北宋是第二时期，已认识到本病具有传染的特点。华佗在《中藏经·传尸》已认识到与患者直接接触可致感染，认为"人之血气衰弱，脏腑虚羸……或因酒食而迁……或因问病吊丧而得……钟此病死之气，染而为疾。"晋·葛洪《肘后方·治尸注鬼注方》创"尸注""尸疰""鬼注"之名，进一步强调了本病的强传染性，认为其"挟诸鬼邪为害也……累年积月，渐沉顿滞，以至于死，死后复传之旁人，乃至灭门"，说明了肺痨在当时猖獗流行。《肘后方》首论"五尸"，设"疗五尸"方，药用雄黄、大蒜。五尸之中，尤其是"尸注"与痨疾直接相关，即"尸注者，举身沉重，精神错杂，常觉惛废，每节气改变，辄致大恶"。

唐、宋、明、清时期属于第三时期，明确了本病的病位、病机和治则。唐·孙思邈《备急千金要方·九虫》中有"肺劳热，生虫在肺""肺虫，状如蚕"记载，提出"肺虫"之说，在本病病因及病位的认识上是一个很大的进步。唐·王焘《外台秘要》以五劳、六极、七伤相提并论，复以虚劳骨蒸，同列为一门。且掌握了痨瘵以骨蒸发热为主症的临床要点。宋代严用和《济生方》说："夫劳瘵一证……凡受此病者，传变不一，积年染疰，甚至灭门……大抵五脏所传，皆令人憎寒、发热……传之于肺，则面赤鼻白，吐痰咯血，喘嗽毛枯。"上述医家的论著可以看到疾病的过程侵犯到肺脏，出现肺痨、损肺的可能性很大。是以机体虚弱为起因、发热缠绵为重心、虫疰传染为途径的病证。元代葛可久之《十药神书》为我国现存第一部治疗肺痨病的专书。葛氏认为本病的病因乃"火乘金位"，气血精津亏损。《丹溪心法·痨瘵》："治之之法，滋阴降火是澄其源也，消痰、和血、取积、追虫，是洁其流也。医者何不补虚为主，两兼去邪矣乎？"提倡"痨瘵主乎阴虚"之说，突出病理重点，确立了滋阴降火的治疗大法。《医学正传·劳极》即提出"一则杀其虫，以绝其根本，一则补其虚，以复其真元"的两大治疗原则，迄今仍然对肺痨病的治疗具有重要的指导意义。

第三节　病因病机

肺痨的致病因素，不外内外二因。络气虚弱为本，即为内因；痨虫感染即为外因。本因络气虚弱，尤以阴虚，复又感染痨虫，进一步耗损肺阴，进而演变发展，见阴虚火旺或者气阴两虚，甚则阴损及阳。

一、病因

（一）痨虫侵络

与病人直接接触，致痨虫侵入人体脉络为害。举凡酒食、问病、看护，或者与患者朝夕相处，都是导致感染的条件。诚如华佗在《中藏经·传尸》所言"或因酒食而迁，或因问病吊丧而得……钟此病死之气，染而为疾。"后宋代《三因极一病证方论·劳瘵诸证》指出："诸证虽曰不同，其根多有虫。"许叔微《普济本事方》中说："肺虫居肺叶之内，蚀人肺体，故成瘵疾，咯血声嘶。"都明确指出"瘵虫"或称"肺虫"传染是本病的特殊致病因子，在病原学说上明确了痨虫感染是形成本病的病因。

（二）络气虚弱

1. 禀赋不足　由于先天素质不强，小儿发育未充，"痨虫"入侵致病。如唐王焘《外台秘要·灸骨蒸法图》指出："婴孺之流，传注更苦。"

2. 酒色劳倦　酒色过度，耗损精血，络虚受感。元代葛可久之《十药神书》所云"盖因人之壮年，血气充聚，津液完足之际，不能守养，惟务酒色，岂分饥饱，日夜耽欲，无有休息，以致耗散精液"，虚火上炎，克伐肺金，而成肺痨病。

二、病机

（一）基本病机

1. 痨虫食络　与病人直接接触，致痨虫侵入人体脉络为害，病位在肺，故以肺络为首。由于肺主呼吸，受气于天，吸清呼浊，痨虫入侵肺络，侵蚀肺体，而致发病。肺络受损，其功能必不全，故临床表现多见干咳、咽燥、痰中带血以及喉疮声嘶等肺系症状。

2. 络伤阴虚　肺喜润而恶燥，且为娇脏，外感六淫之邪从皮毛、口鼻而入，肺络受损，导致肺虚，尤以阴虚为著。若肺脏本体虚弱，或因酒色过度，耗损精血，导致肺虚，痨虫乘虚入侵肺络，侵蚀肺叶，肺体受病，阴分先伤，致络伤阴虚。正如《名医杂著》所云："男子二十前后，色欲过度，耗伤精血，必生阴虚火动之病。"故《丹溪心法·痨瘵》云："痨瘵主乎阴虚"。

3. 络伤气虚　肺痨的病位在肺，但由于脏腑间有相互滋生、制约的关系，在病理状态下，肺脏本身的变化必然引起其他脏腑的病变，其中以脾肾两脏为密切。肺虚子盗母气则脾亦虚；肺虚肾失滋生之源，或肾虚相火灼金，上耗母气，可致"肺肾两虚"。均可导致脏腑气虚，功能失常，本质是气阴两虚：肺阴虚与脾气虚两候同时出现，伴见疲乏、食少、便溏等脾虚症状。在肺阴亏损基础上的肾虚，则伴见骨蒸、潮热、男子遗精、女子月经不调等肾虚症状。

4. 络伤阳虚　在络伤气虚的基础之上，肺、脾、肾三脏同病，气阴耗损，继续损伤正气，阴损及阳，肺、脾、肾三脏交互亏损，而见阴阳两虚之候。

（二）病机演变

从"瘵虫"侵犯的病变部位而言，则主要在肺，若肺脏本体虚弱，卫外功能不强，或因其他脏器病变耗伤肺气，导致肺虚，则"瘵虫"极易犯肺，侵蚀肺体，而致发病。由于肺主呼吸，受气于天，吸清呼浊，在临床表现上，多见干咳、咽燥、痰中带血，以及喉疮声嘶等肺系症状。故痨疾中以肺痨为最常见。病理性质主要为阴虚火旺，并可导致气阴两虚，甚则阴损及阳。一般而言，初起肺体受损，肺阴耗伤，肺失滋润，故见肺阴亏损之候；继则阴虚生内热，而致阴虚火旺；或因阴伤气耗，阴虚不能化气，导致气阴两虚，甚则阴损及阳，而见阴阳两虚之候。

由于脏腑之间有相互滋生、制约的关系，肺脏病变可以影响整体，故有"其邪辗转，乘于五脏"，主要传及脾、肾，终至因精血亏损发展至肺、脾、肾三脏交互亏损。"久病入络""久病伤正""瘵虫"日久更甚，肺络受损日甚，终至肺之气血阴阳俱虚，严重影响肺之生理特性及功能，致使病情愈加复杂。

第四节　诊查要点

一、中医辨病辨证要点

1. 有与肺痨病人的长期密切接触史。
2. 以咳嗽、咯血、潮热、盗汗及形体明显消瘦为主要临床表现。
3. 初期病人仅感疲劳乏力、干咳、食欲不振，形体逐渐消瘦。

二、西医诊断关键指标

1. 症状　咳嗽咳痰，咯血，胸痛以及呼吸困难，并伴有乏力、消瘦、发热、盗汗等。
2. 体征　听诊可闻及支气管呼吸音和细湿啰音。
3. 相关检查

（1）实验室检查：痰结核菌：采用涂片、集菌方法，抗酸染色检出阳性有诊断意义；结核菌素试验：旧结核菌素（OT）或纯化蛋白衍生物（PPD）皮试，强阳性者有助诊断。

（2）影像学检查：胸部 X 线检查为诊断肺结核的必备手段，为判断肺结核的部位、范围、病变性质、病变进展、治疗反应、判定疗效的重要方法。

4. 其他　白细胞计数：正常或轻度增高，血沉增快；特异性抗体测定：酶联吸附试验，血中抗 PPD-IgG 阳性对诊断有参考价值；胸腔积液检查：腺苷脱氨酶（ADA）含量增高有助于诊断，与癌性胸腔积液鉴别时有意义。

第五节　类证鉴别

一、肺痨与肺痿

肺痨与肺痿有一定的联系和区别。两者病位均在肺，但肺痿是肺部多种慢性疾患后期转归而成，如肺痈、肺痨、久嗽等导致肺叶萎弱不用，俱可成痿。正如清《笔花医镜·虚劳》所说："肺金痿者，其受病不同，及其成劳则一也。"《外台秘要·传尸方》即曾指出："传尸之疾……气急咳者名曰肺痿。"提示肺痨后期可以转成肺痿，但必须明确肺痨并不等于就是肺痿，两者有因果轻重的不同。若肺痨晚期，出现干咳、咳吐涎沫等症者，即已转属肺痿之候，在临床上肺痿是以咳吐浊唾涎沫为主症，而肺痨是以咳嗽、咯血、潮热、盗汗为特征。

二、肺痨与虚劳

早在《内经》《金匮要略》中，肺痨（痨瘵）均归属于"虚劳""虚损"的范围，提示本病的发展每可导致患者身体日益消瘦，体虚不复，形成劳损。及至唐、宋，因认识到本病具有传染性，乃进一步与虚劳明确区分开来，明、清医籍有时将痨瘵附于虚劳之后论述，既认为两者有一定的联系，又说明有不同之处。对比言之，肺痨（痨瘵）具有传染特点，是一个独立的慢性传染性疾患，有其发生发展及传变规律，虚劳病缘于内伤亏损，是多种慢性疾病虚损证候的总称；肺痨病位主要在肺，不同于虚劳的五脏并重，以肾为主；肺痨（痨瘵）的病理主要在阴虚，不同于虚劳的阴阳并重。但合而言之，肺痨（痨瘵）后期表现虚劳重证者，也可按照虚者补之、损者益之的原则施治。

第六节　辨 证 论 治

一、辨证思路

本病首辨病变脏器。本病病位在肺,病情进展可累及脾、肾,甚则传遍五脏,故有"其邪辗转,乘于五脏"之说。次辨病理性质。初起以肺阴虚为主,继则阴虚生内热,而致阴虚火旺;或因阴伤气耗,阴虚不能化气,导致气阴两虚,甚则阴损及阳,而见阴阳两虚之候。本病证候繁多,总论病机,肺阴亏损贯穿始终,故又当注意"主乎阴虚"与四大主症的轻重主次。

二、治疗原则

补虚培元、抗痨杀虫为治疗肺痨的基本原则。补虚,复其真元;杀虫,绝其病根。根据体质强弱分别主次,但尤需重视补虚培元,增强正气,以提高抗病能力。调补脏器重点在肺,并应注意脏腑整体关系,同时补益脾肾。治疗大法应根据"主乎阴虚"的病理特点,主要是补阴虚,以滋阴为主。火旺者兼以降火,略助以益气。亦有少数兼见阴阳两虚者,则兼顾之。

三、辨证分型

1. 络损阴虚证

证候:干咳、咳声短促,或咯少量黏痰,或痰中带有血丝、色鲜红,胸部隐隐闷痛,午后自觉手足心热,或见少量盗汗,皮肤干灼,口干咽燥,疲倦乏力,纳食不香,苔薄白,边尖红,脉细数。

证机概要:阴虚肺燥,肺失滋润,肺伤络损。

治法:滋阴润肺。

代表方:月华丸加减。

2. 虚火灼络证

证候:呛咳气急,痰少质黏,或吐痰黄稠量多,时时咯血、血色鲜红、混有泡沫痰涎,午后潮热,骨蒸,五心烦热,颧红,盗汗量多,口渴心烦,失眠,性情急躁易怒,或胸胁掣痛。男子遗精,女子月经不调;形体日益消瘦。舌干而红,苔薄黄而剥,脉细数。

证机概要:肺肾阴伤,水亏火旺,燥热内灼,络损血溢。

治法:滋阴降火。

代表方:百合固金汤合秦艽鳖甲散加减。

3. 气阴虚络证

证候：咳嗽无力，气短声低，咳痰清稀色白、量较多、偶或夹血，或咯血，血色淡红，午后潮热，伴有畏风、怕冷，自汗与盗汗可并见，纳少神疲，便溏，面色㿠白，颧红，舌质光淡、边有齿印，苔薄，脉细弱而数。

证机概要：阴伤气耗，络脉不充，肺脾两虚，肺气不清，脾虚不健。

治法：益气养阴。

代表方：保真汤或参苓白术散加减。

4. 阴阳虚络证

证候：咳逆喘息少气，咳痰色白有沫，或夹血丝，血色黯淡，潮热，自汗，盗汗，声嘶或失音，面浮肢肿，心慌，唇紫，肢冷，形寒，或见五更泄泻，口舌生糜，大肉尽脱，男子遗精阳痿，女子经闭。苔黄而剥，舌质光淡隐紫，少津，脉微细而数，或虚大无力。

证机概要：阴伤及阳，精气虚竭，肺、脾、肾三脏络脉俱损。

治法：滋阴补阳。

代表方：补天大造丸加减。

第七节 治疗发微

本病因正气虚弱，感染痨虫，侵蚀肺脏而发病为"肺痨"。早在宋代许叔微《普济本事方》就认为本病为"痨虫"传染所致，创立了"痨虫"之说。明代虞抟《医学正传》则提出"一则杀其虫，以绝其根本，一则补其虚，以复其真元"。元代葛可久《十药神书》收藏十方，为我国治疗肺痨第一部专著，提出"抗痨杀虫"的辨病治疗。书中壬字号方为治传尸痨瘵、祛邪杀虫方。认为"痨症之有虫，如树之有蠹，去其蠹而后培其根，则树木生长。痨症不去虫，而徒恃补养，未见其受益者，古法具在，不可废也"，因而创造了驱虫丸。清代名医唐宗海力主杀虫，认为"既变成虫，则从虫治之，而亦须兼去瘀血以除其根，清湿热以涤其源，熄风木以靖其机，聚毒药以杀其类"。具体而言，有"化痰逐饮祛瘀理肺法""祛瘀清热疏火调肝法""利痰消瘀止血宁血法""扶正通经消瘀护胎法""泻火逐瘀祛瘀生新法"等治法，治法颇多，但重在祛瘀，因"痨虫是瘀血所化，杀虫是治其标，去瘀是治其本也"。并且强调"既杀虫后，但当滋补其虚"。治疗上，唐氏重在审因论治，瘀血所化之痨虫，常用血府逐瘀汤、参苏饮、大黄䗪虫丸、移尸灭怪汤；因湿热积痰所生者用金蟾丸；因风木所化者用夏枯草、青蒿等药。唐氏喜用月华丸，此方补虚杀虫，诸法当兼备，诸证皆可用。在用药方面，唐氏常用虻虫、水蛭、桃仁、干漆、青蒿、夏枯草、鳖甲、鳗鱼、獭肝、百部、麝香、雄黄等药抗痨杀虫。

应用抗结核中药治疗肺结核病是一大特色。根据中药药理和临床验证，具有抗结核作用的中药共 68 种，其中对结核菌有显著抑制作用的有冬虫夏草、泽漆、黄精、黄连、黄芩、黄柏、金银花、连翘、野菊花、丹参、白及、百部、白果、百合、五味子、穿破石、鱼腥草、夏枯草、功劳叶、紫金牛、石榴皮、萹草、五灵脂、远志、乌梅、苦参、啤酒花、白芷、泽泻、猫爪草、板蓝根、薄荷、茵陈、侧柏叶、蒲公英、大蓟、白豆蔻、知母、白附子等 39 种；对结核病有一般抑制作用的有地骨皮、胡黄连、桃仁、沙参、玄参、荆芥、何首乌、紫苑、款冬花、甘草、诃子、狼毒等。现代研究表明，应用上述药物组成的抗痨杀虫汤等具有显著抑制结核菌作用，用于临床可使肺结核痰菌转阴，病灶吸收，达到治疗目的。

第八节　调护与预防

一、预防

1. 对于本病应注意防重于治，要求在接触患者时，身佩安息香或用雄黄擦鼻。

2. 须要饮食适宜，不可饥饿，若体虚者，可服补药。

3. 平衡饮食，加强体育锻炼，增强体质。

4. 新生儿及时接种卡介苗。

5. 对于病人来说，居室开窗受阳光照射、保持室内空气流通、衣物被褥要经常洗晒、餐具可煮沸消毒、不要随地吐痰，要将痰吐在纸上烧掉、在隔离期不要到公共场所去活动，也不要近距离对别人咳嗽、高声谈笑，咳嗽、打喷嚏时要用手帕或手巾掩口鼻等，以免传染给他人。

二、调护

1. 既病之后，了解其病程的缠绵性，做好患者的心理工作，注意其情绪变化，让患者保持信心、耐心，配合治疗。

2. 应重视摄生，戒酒色，节起居，禁恼怒，息妄想，慎寒温，适当进行体疗锻炼，如太极拳、气功等。

3. 加强食养，可吃甲鱼、雌鸡、老鸭、牛羊乳、蜂蜜，或常食猪羊肺以脏补脏，以及白木耳、百合、山药、梨、藕、枇杷之类，以补肺润燥生津。

4. 忌食一切辛辣刺激动火燥液之物。如辣椒、葱、姜、韭菜、醇酒等。

第九节　临床科研思路

目前抗结核治疗已有很大的进步，化学药物早期、联用、适量、规律和全程用药的规范化应用使得肺结核的传播得到遏制，却因化学药物的反复使用，每年耐药患者的数量成倍上升，多重耐药菌的出现和药物的毒副作用已成为治疗失败的主要原因。中药治疗肺痨具有丰富的经验，近年来与抗肺结核化学药物联用，能提高疗效和减少毒副作用，特别是中西医结合对复治性、耐药性或耐多药肺结核、肺结核咯血、艾滋病合并肺结核的临床研究，显示了中医药的显著优势和巨大应用前景。

目前中医药防治肺痨的研究可以从以下几个方面进行：

（1）统一辨证分型标准及疗效评价标准；

（2）规范的前瞻性随机对照研究：目前对本病的中医治疗多为回顾性报道和经验总结，前瞻性研究更具挑战性；

（3）基础研究：当前基础研究的相对滞后，也使得这一方面会大有作为。

第十节　医案选读及文献摘要

一、医案选读

【病案一】

劳瘵咳喘，资生汤培土生金案。

陈某，女，33 岁，商场营业员，1991 年 10 月 7 日诊。

素有手足心热，月经先期宿疾，复患肺痨 2 年，因服利福平、异烟肼抗结核西药而饮食减少，查肝功能已受损害，故就诊于中医。视其形瘦骨露，颧若涂朱，背微弓，行甚缓，喘息咳逆，痰血殷红。咳后短气不足以布息；询其夜有盗汗潮热，口问食不甘味，几无食欲，四肢疲软；自诉月经先期，量少色紫，经期咳喘增剧；诊其右脉细弱。此乃土不生金之证。方用资生汤（《医学衷中参西录》）加减：生山药 20g，生白术 8g，生鸡内金 6g，玄参、地黄各 15g，夏枯草、银柴胡、青蒿梗各 9g，墨旱莲、北沙参、谷芽各 10g，7 剂。药后复诊。月经适来，喜其喘息、咯血并未增剧，且趋向缓和，但潮热、盗汗如旧。乃于原方去青蒿，加牡丹皮、地骨皮凉血退蒸。8 剂后饮食日增而味美，于是再投 5 剂，潮热、盗汗均除。减丹皮、地骨皮，增百部 10g，10 剂。其后，仅晨咳痰黏，动辄微喘，他证俱基本缓解，月经亦渐调。改用膏剂：生山药 400g，生白术 100g，干地黄 200g，夏枯草 200g，置铜锅内，加水，文火慢煎 3 次，弃渣，取 3 次药汁合一起，再置锅内，慢熬浓缩，以白蜜 1kg 收膏。每服 2 汤匙，日 3 次。膏中山药滋胃阴，白术健脾阳，地黄凉血退虚热，夏枯草制痨通结气，白蜜润肺滋燥，合则培土生金，故肺痨咳喘得以徐徐转愈。张锡纯曾以一味山药煮粥，治愈阴虚劳热，或咳或喘，及一切羸弱虚损之证，我每用多验，对土虚者尤为相宜。

（龚士澄. 临证用药经验 ［M］. 北京：人民卫生出版社，1998：91.）

【病案二】

沈，左。脉象左弦，右濡滑而数，咳久伤肺，肺病及肾，肾不纳气，咳痰不爽，动则气逆，咳甚多汗，舌质红，苔薄腻微黄。颇虑人于肺损一途，肺为娇脏，最畏火刑。宜培养脾土，生金养肺，虚则补母之义。南沙参三钱，抱茯神三钱，怀山药三钱，蛤粉炒阿胶二钱，炙远志一钱，瓜蒌皮三钱，炙款冬花钱半，甜光杏三钱，煅牡蛎三钱，潼蒺藜三钱，冬瓜子三钱，川、象贝各二钱，北秫米（包）三钱，核桃肉（去紫衣）二枚。（《丁甘仁医案续编·痨瘵》）

【按语】此案乃因肺肾阴虚，肾不纳气，兼夹痰热所致。故用沙参、沙苑子（即潼蒺藜）、核桃仁滋阴润肺，补肾纳气，山药、茯神、秫米健脾益气，培土生金，阿胶养阴止血，远志、瓜蒌皮、杏仁、贝母清化痰热，款冬花、冬瓜子润肺止咳，牡蛎敛阴止汗。

（周慎，杨维华. 精选明清医案助读 ［M］. 长沙：湖南科学技术出版社，2010：58.）

二、文献摘要

《十药神书》："人之生也，皆禀天地之气而成形，宜乎保养真元，固守根本，则一病不生，四体轻健。若难，盖因人之壮年血气充聚，津液完足之际，不能守养，惟务酒色，岂分饥饱，日夜耽欲，无有休息，以致耗散精液。"

《外台秘要》："骨蒸……旦起体凉，日晚即热，烦躁寝不能安，食都无味……因兹渐渐瘦损，初著盗汗，盗汗以后即寒热往来，寒热往来以后即渐加咳，咳后面色白，面颊见赤，如胭脂色，团团如钱许大。左卧即右出，唇口鲜赤。"

《医学正传·劳极》："今也嗜欲无节，起居不时，七情六欲之火，时动乎中，饮食劳倦之过，屡伤乎体，渐而至于真水枯竭，阴火上炎，而发蒸蒸之燥热，或寒热进退，似疟非疟，古方名曰蒸病，或二十四种，或三十六种，名虽不同，证亦少异。大抵不过咳嗽发热，咯血吐痰，白浊白淫，遗精盗汗，或心神恍惚，梦与鬼交。妇人则月闭不通，日渐尫羸，渐成劳极之候。夫病此者，始多未免姑息日久，直至发热不休，形体瘦甚，真元已脱，然后求医治疗，虽仓、扁复生，莫能救其万一，良可叹哉！虽然一人未足怜也，况其侍奉亲密之人，或同气连枝之属，熏陶日久，受其恶气，多遭传染……治之之法，一则杀其虫，以绝其根本。一则补其虚，以复其真元。分经用药，各有条理，务如庖丁解牛，动中肯綮，无有不安者也。若待病势已剧，元气已脱，虽根据古法取虫滋补，患者百无一生，但亦可绝后人之传注耳。学人详之。"

《理虚元鉴》："阴虚证统于肺，就阴虚成痨统于肺者言之，约有数种：曰劳嗽，曰吐血，曰骨蒸，极则成尸疰。其证有兼有不兼，有从骨蒸而渐至劳嗽者，有从劳嗽而渐至吐血者，有竟以骨蒸枯竭而死，不待成劳嗽者，有竟以劳嗽起而兼吐血者，有竟以吐血起而兼劳嗽者，有久而成尸疰者，有始终只一证或痊或毙者。凡此种种，悉宰于肺治。所以然者，阴虚劳证，虽有五劳七伤之名，而要之以肺为极则。故未见骨蒸、劳嗽、吐血者，预宜清金保肺；已见骨蒸、劳嗽、吐血者，急宜清金保肺；曾经骨蒸、劳嗽、吐血而愈者，终身不可忘护肺。此阴虚之治，所当悉统于肺也。

治虚有三本，肺、脾、肾是也。肺为五脏之天，脾为百骸之母，肾为性命之根，治肺、治脾、治肾，治虚之道毕矣。

夫劳极之候，血虚血少，艰于流布，甚至血不脱于外，而但蓄于内，蓄之日久，周身血走之隧道悉痹不流，而营分日虚，于是气之所过，徒蒸瘀血为热，热久则蒸其所瘀之血，化而为虫，遂成尸疰瘵证。"

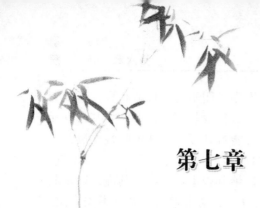

第七章 肺 痿

第一节 疾病概述

由于肺虚津枯，肺脏失于濡养，导致肺叶痿弱不用的病证称为肺痿，为肺脏的慢性虚损性疾患。临床以喘息短气、咳吐浊唾涎沫为主症，伴见肺脏虚、实之证，亦可影响心、脾、肾等脏腑的生理功能而兼见相应临床表现。现代医学的多种肺病，如慢性支气管炎、慢性阻塞性肺疾病、支气管扩张、肺脓肿、肺结核、肺不张、间质性肺疾病等发展到一定阶段，均可归属"肺痿"范畴，其中，尤以肺间质纤维化的"肺痿"归属最为常见。

第二节 历史沿革

肺痿病名，首见于东汉·张仲景《金匮要略·肺痿肺痈咳嗽上气病脉证治》，该篇对肺痿的病因、病机、临床表现、辨证论治等均做了较为系统的论述，奠定了后世医家肺痿辨证论治的基础。仲景认为，肺痿因"重亡津液"得之，病机总属"肺燥津伤""肺气虚冷"两端，肺燥津伤者，"寸口脉数，其人咳，口中反有浊唾涎沫"，可予麦门冬汤滋阴润燥；肺气虚冷者，"吐涎沫而不咳，其人不渴，必遗尿，小便数""必眩，多涎唾"，可予甘草干姜汤温肺复气。晋·葛洪《肘后备急方》治肺痿有四方，总以益气温阳、滋阴润燥为法："治肺痿咳嗽，吐涎沫，心中温温，咽燥而不渴者。生姜五两，人参二两，甘草二两，大枣十二枚。水三升，煮取一升半，分温再服。又方甘草二两，以水三升，煮取一升半，分温再服。又方生天门冬（捣取汁）一斗，酒一斗，饴一升，紫菀四合。铜器于汤上煎，可丸。服如杏子大一丸，日可三服。又方甘草二两，干姜三两，枣十二枚。水三升，煮取一升半，分温再服"。隋·巢元方对肺痿的病因病机又有新的认识，其首提"肺气壅塞"说，明确了"邪实"在肺痿发病中的作用，如《诸病源候论·咳嗽病诸候》言："肺主气，为五脏上盖，气主皮毛，故易伤于风邪，风邪伤于腑脏，而气血虚弱，又因劳役大汗之后，或经大下而亡津液，津液竭，肺气壅塞，不能宣通诸脏之气，因成肺痿"。该篇中，巢氏对该病的转归亦作了探讨，其言"咳唾咽燥欲饮者必愈；欲咳而不能咳、唾干沫，而小便不利者难治"。唐·孙思邈则强调肺痿以虚为本，重视"正虚"的疾病本质，《千金要方·肺痿门》言："肺痿虽有寒热之分，从无实热之例"，提出虚寒肺痿可用生姜甘草汤、甘草汤，虚热肺痿可用炙甘草汤、麦门冬汤等。王焘《外台秘要》则指出，肺痿可见大便见症："伤于津液，便如烂瓜，下如豚脑"。宋·陈无择从气血角度补充了肺痿的病机认识，《三因极一病证方论·肺痿肺痈绪论》言："肺为五脏华盖，百脉取气，运动血脉，卫养脏腑，灌注皮毛，将理失宜，气与血乱，则成肺痿肺痈矣"。元·朱丹溪认为，"肺痿治法，在乎养血、养肺、养气、清金"，《圣济总录》提出虚寒肺痿"当以温药和之"的原则等，均丰富了肺痿的治法认识。及至清代，众医家在肺痿本虚论的基础上，对"邪实"论亦给予了重视，周学海认为，"阴虚血瘀"为其责，《读医随笔·论咳嗽》言"养液行瘀"之法可缓解肺痿络涩瘀滞之证。喻嘉言则补充了肺痿"逆气""积痰""火热"的病机要素，并提出治痿大法，《医门法律·肺痿肺痈门》曰："肺痿者，其积渐已非一日，其寒热不止一端，总由肾中津液不输于肺，肺失所养，转枯转燥，然后成之……《金匮》治法，非不彰明，然混在肺痈一门，况难解其精义。大要缓而图之，生胃津，润肺燥，下逆气，开积痰，止浊唾，补真气以通肺之小管，散火热以复肺之清肃"，同时，喻氏指出了肺痿治疗的宜忌，"凡肺痿病……漫然不用生津之药，任其肺日枯燥，医之罪也……恣胆用燥热之药，势必镐镐不救，罪加等也……故行峻法，大驱涎沫，图速效，反速毙，医之罪也"，清·沈金鳌《杂病源流犀烛·肺病源流》对肺痿的用药宜忌等亦作了补充，其言"切忌升散辛燥温热"。清·叶天士《叶选医衡》亦有"患此必十死八九，最为难治"的论述，均说明了本病症为疑难病、危候，预后差，死亡率高。清代甚至有关于肺痿流行病学的记载，《脉诀汇辨》载："谓戊子、戊午、戊寅、戊申四年也。谓乙巳、乙亥二年也。民病肺痿寒热"。另外，历代医家均认识到肺痿是多种肺系疾病的慢性转归，肺痈、肺痨、久嗽、喘哮等伤肺，均有转化为肺痿的可能。

第三节 病因病机

肺痿病因主要包括久病损肺、误治津伤、外感六淫、情志失宜及药食失宜等，而以久病损肺为最常见。肺痿基本病机有上焦虚热、肺中虚冷及邪壅阻肺，其中，肺津不足贯穿疾病发展的始终；病位在肺，与五脏相关，尤其与脾胃、肾关系密切；病性总属本虚标实，本虚主要包括气虚、阴虚、津伤，标实则以痰瘀阻络为主。

一、病因

1. **久病损肺**　肺痈、肺痨、喘哮、久嗽、消渴、热病等，迁延日久，或热或寒，损肺致痿。如痰热久嗽，热灼阴伤，或肺痨久嗽，虚热内灼，耗伤阴津，或肺痈余毒未清，灼伤肺阴，或消渴津液耗伤，或热病之后，邪热伤津，津液大亏，以致热壅上焦，消灼肺津，变生涎沫，肺燥阴竭，肺失濡养，日渐枯萎。若大病久病之后，耗伤阳气，或内伤久咳，冷哮不愈，肺虚久喘等，肺气日耗，渐而伤阳，或虚热肺痿日久，阴伤及阳，亦可致肺虚有寒，气不化津，津液失于温摄，反为涎沫，肺失濡养，肺叶渐痿不用。此即《金匮要略》所谓"肺中冷"之类。

2. **误治津伤**　因医者误治，滥用汗吐下等治法，重亡津液，肺津大亏，肺失濡养，发为肺痿。如《金匮要略·肺痿肺痈咳嗽上气病脉证治》说："热在上焦者，因咳为肺痿，肺痿之病……或从汗出，或从呕吐，或从消渴，小便利数，或从便难，又被快药下利，重亡津液，故得之。"

3. **外感六淫**　肺为华盖，主皮毛，开窍于鼻，六淫多从皮毛、口鼻侵入人体。肺痿的发病，在外感六淫中，主要与风、燥、热（暑、火、疫疠、毒）邪关系密切。

（1）风：风为阳邪，易袭阳位，肺为华盖，肺络居外，正为阳位，故风邪易袭肺，且肺络首当其冲，正如《素问·太阴阳明论》曰："伤于风者，上先受之"。风邪袭肺，肺络失调，阳气温煦失职，津血濡养失用，日久肺燥津伤或肺中虚冷，肺叶痿而不用，终致肺痿。巢元方《诸病源候论》："虚邪中于肺，肺痿之病也"，提出"风邪伤于脏腑"可致肺痿；《景岳全书》明言"风邪乘肺"可致肺痿等。然单指风邪袭肺致痿，终归百一，其于肺痿发病中的重要性，主要体现在以下两方面：一是，风为百病之长，易挟燥、热之邪侵及肺卫，进而转枯转燥成痿；二是，风性轻扬开泄，腠理不固，易致诸邪来犯，肺病丛生，转归成痿。

（2）燥：肺属金，通于秋气，其性喜润恶燥，为娇脏，燥邪易伤肺及络。燥性干涩，易伤津液，肺络为肺脏布津之通道，燥邪来犯，一方面直接戕伐肺之津液，一方面使肺络涩滞，影响肺络布津功能，而致肺叶失于濡养，辗转成痿。临床可出现一派"燥胜则干"之象，如口、鼻、咽喉、肺之气络（气管、支气管等）、皮肤、大便干燥，干咳，口渴等。

（3）热（暑、温、疠、毒）：热、暑、温邪皆属阳邪，其性炎上，叶天士言："暑由上受，先入肺络""温邪上受，首先犯肺""吸入温邪，鼻通肺络，逆传心包络中"。邪热犯肺，多从口鼻而入，邪气炽张，伤津耗气，肺失气津濡养，肺叶痿弱不用。

另外，疠气（具有传染性的外感邪气）侵袭人体，发病急骤，来势凶猛，变化多端，病中可侵及人体多个脏腑，而肺脏多首当其冲，在邪正剧争后，邪去正亦虚，日久肺脏痿弱不用；至于香烟烟雾、职业粉尘、化学物质、过敏原等，亦可损伤肺及肺络，终致肺痿。

4. 情志失宜 《古今医统大全》引前贤之论，首提情志内伤可致肺痿："悲气所致为肺痿"，《普济方·咳嗽门·总论》则曰："忧思喜怒，饮食饥饱，致脏气不平，积微至著，以致渐成肺痿"。盖内伤七情首伤脏腑气机，《素问·举痛论》所云："百病生于气也，怒则气上，喜则气缓，悲则气消，恐则气下……惊则气乱……思则气结"。肺主气，司呼吸，气机逆乱则劫肺络之气，致肺络失调，可影响呼吸的深浅、频率和气血生化的质量、效率，进而致气血失调，肺失濡养，日久成痿；又肺与悲应，悲则气消，七情之中，悲对肺痿的形成意义相对较大，悲忧日久，可致肺络失充为痿。

5. 药食失宜 饮食不节，过饥则气血生化乏源，土不生金，肺络失养，因虚致痿；过饱或偏嗜肥甘厚味、辛辣炙煿，或饮酒成性，或素体脾虚，则痰湿、痰热内生，浸淫肺络，气机阻滞，肺络壅塞，因实致痿。王焘在《外台秘要》中提出"饮食将息伤热"是导致肺痿的重要环节，而薛立斋更是明确指出"或醇酒炙煿，辛辣厚味，熏蒸于肺"可致肺痿，金代张从正则在其《儒门事亲·肺痈》中记述了大量食用樱桃和过量饮酒导致肺痿的案例，张从正还指出误服温燥药物可致肺痿的发生："慎勿服峻热有毒之药。若服之，变成肺痿，骨蒸潮热，咳嗽咯脓，呕血喘满，小便不利，寝汗不止，渐至形瘦脉大"。

6. 劳欲过度 巢元方在《诸病源候论》中论及肺痿的病因时就提到"劳逸大汗"，《景岳全书》亦言："大抵劳伤气血，则腠理不密，风邪乘肺，风热相搏，蕴结不散，必致咳嗽，若误用汗下过度，则津液重亡，遂成此证。"提出劳伤气血是肺痿发病的基础。薛立斋指出"劳伤血气，腠理不密"可致"风邪乘肺"而发肺痿，"或入房过度，肾水亏损，虚火上炎"亦可致之，此皆为劳欲之因。

二、病机

1. 基本病机

（1）上焦虚热：一为本脏自病所转归，一由失治误治或他脏之病导致。因热在上焦，消亡津液，津枯肺燥，失于濡养，终致肺叶痿弱。虚热灼肺，火逆上气则喘咳气促；肺燥且热，清肃之令不行，肺不布津，烁津炼液则为浊唾（稠痰）。

（2）肺中虚冷：久病伤肺，肺气亏虚，不能温化、固摄津液，津液停聚上泛为涎沫，气津两伤，肺失濡养致痿；或虚热津伤，阴病及阳，肺中虚冷，津气不足致痿；肺气失于治节，"上虚不能制下"，膀胱失于约束，则遗尿失禁；肺不布津，上见津停上泛为涎沫，下见津液但输膀胱，小便频数；无火逆之势，故不咳。

（3）邪阻肺络：肺痿总以本虚为主，但在其发展过程中，多虚实夹杂，其中痰瘀阻络为其邪实病机特点。气津不足，肺失所养，肺宣肃失常，肺络不能正常吸入清气化生宗气，而宗气贯心脉行气血，宗气不足致气虚血瘀；肺布津功能失宜，则致津停成痰；痰阻血行，痰凝气滞，气滞血瘀，血瘀津停，痰、瘀多互结。又"久病多瘀""久病多痰""久病入络"，肺痿多由久病转归，肺痿既成又难速愈，故肺痿痰、瘀、络病多并见，终成痰瘀阻络之象。

2. 病机演变　上焦虚热，熏蒸肺叶，津枯则痿而不用；若肺气虚寒，则肺叶失于温养，日久亦痿而不用，正如《金匮要略心典·肺痿肺痈咳嗽上气病脉证治》所云："肺为娇脏，热则气烁，故不用而痿；冷则气沮，故亦不用而痿"，魏荔彤《金匮要略方论本义》所言更为形象："肺叶如草木之花叶，有热之痿，如日炙之则枯；有冷之痿，如霜杀之则干矣"。然阴阳互根，上焦虚热与肺气虚寒可相互影响。盖上焦虚热，肺津不足，肺失濡养，阴病及阳，可致肺中虚冷。而肺气虚寒，温化失权，亦可致肺津生化不足或气不布津，致肺津相对不足。陈修园《金匮要略浅注》据经"肺喜温而恶寒""肺喜润而恶燥"之论，认为肺"温则润，寒则燥"，提示了肺中虚冷确可致肺津不足。可见，在肺痿形成之初，上焦虚热与肺中虚冷病机可单见，但随着疾病进展，二者必兼夹，而肺津不足将会贯穿肺痿疾病发展的始终。

另外，肺痿本身既可由某些肺病实证转化而来，疾病进展过程中又可因虚致实，导致痰、瘀、气滞等邪实征象，根据患者体质、病因、病程长短等因素的不同，肺痿患者邪实的偏重亦有所异，应具体分析，不得一概而论，但总以痰瘀阻络为其邪实关键。又"金为土之子""金水相生"，肺朝百脉、助心行血，肝与肺共司气机升降及气血运行，故肺痿日久，可影响脾胃、肾、心、肝之功能，表现相应症状，当知犯何逆，随证治之。

第四节　诊查要点

1. 病史　有久病损肺、误治津伤等病史。
2. 辨病　以喘息短气、咳吐浊唾涎沫为主症，可伴见肺叶痿弱不用的其他征象。

3. 辨证　基本证型有三，三者可兼夹并有所侧重：一为虚热肺燥证，可见咳吐浊唾、短气、口渴、舌红而干、脉虚数等；二为肺中虚冷证，可见不咳、不渴、吐涎沫、短气、头眩、小便数或遗尿、舌质淡、脉虚弱等；三为邪阻肺络证，可见咳吐浊唾涎沫、短气不足以息、舌有瘀斑瘀点、苔厚腻、舌下络脉曲张、脉涩等。

第五节　类证鉴别

一、肺痿与肺痈

肺痈失治久延，可以转为肺痿，但二者在病因病机、病性、主症、脉象等各方面均存在差异。肺痿多因久病肺虚、误治津伤致虚热肺燥或虚寒肺燥而成，以咳吐浊唾涎沫为主症，病性总属本虚标实而以本虚为主，而肺痈多因外感风热、痰热内盛致热壅血瘀、蕴酿成痈、血败肉腐化脓而成，以咳则胸痛，吐痰腥臭，甚则咳吐脓血为主症，病性属实。肺痿脉象多为虚数或虚弱，肺痈则为浮数、滑数。

二、肺痿与肺痨

肺痨是由于痨虫入侵所致的具有传染性的慢性虚弱性疾病，主症为咳嗽、咯血、潮热、盗汗及身体逐渐消瘦等，与肺痿以吐涎沫为主症有别，但肺痨后期可以转为肺痿。

三、肺痿与肺痹

肺痹病名最早见于《素问·痹论》："凡痹之客五脏者，肺痹者烦满喘而呕，淫气喘息，痹聚在肺……" "皮痹不已，复感于邪，内舍于肺"，清·林珮琴《类证治裁》："诸痹，良由营卫先虚，腠理不密，风寒湿乘虚内袭，正气为邪所阻而不能宣行，因而留滞，气血凝滞，久而成痹"。可见，肺痹病因多责之正虚又感外邪，邪气入里、痹阻肺络为病机特点，临床表现主要以实象为主，或咳或喘或胸闷，以病机特点而命名；肺痿病因则多强调致虚因素，肺气津不足为其核心病机，临床表现以虚象为主，特点是肺叶痿弱不用，咳吐浊唾涎沫，以病机特点结合形态特征而命名。

四、涎沫与痰

肺痿咳吐涎沫与痰饮病咳吐痰、饮有别，肺痿咳吐之涎沫的特点是中间不带痰块，胶黏难出，伴口燥咽干，白沫之泡小于粟粒，轻如飞絮，结如棉球，有时黏在唇边，吐而不爽；痰饮病咳吐之痰、饮，痰液成块，或虽色白黏连成丝，但口咽一般不燥，较易咳出。另外，需要指出的是，一般肺燥津伤之轻者，肺气布散津液救急于内，多发为无痰之干咳，而虚热肺痿之肺燥津伤较重，部分肺叶痿弱不用，津液有所不至，相对有余，且肺气布散津液之功受损，可致津停、热灼上泛为浊唾。

第六节　辨证论治

一、辨证思路

当辨标本虚实。肺痿以本虚为主，本虚当分清虚热肺燥、肺中虚冷亦或二者兼夹，虚热肺燥伴火逆上气之象，常兼咳逆喘息；肺中虚冷伴温摄不足之象，常兼头眩、小便数或遗尿。若标实亦较明显，当分清痰、瘀偏重，并重视络病因素，不可固执肺痿虚论，妄略邪实不顾。虚实亦可兼夹，以肺中虚冷与痰瘀阻络兼夹为多，盖津血得温易行，遇寒则凝。

二、治疗原则

治疗总以补肺生津为原则，但应根据本虚标实的轻重缓急随证变法，尤其应该重视益气、养阴生津、活血、化痰、通络治法的应用。虚热肺燥证治以滋阴清热、润肺生津；肺中虚冷证治以温肺益气、润燥生津；痰瘀阻络证治以活血化痰、补肺通络。

三、辨证分型

1. 虚热肺燥证

证候：咳吐浊唾，或咳痰带血，咳声不扬，甚则音嘎，气急喘促，口渴咽燥，可伴潮热盗汗，形体消瘦，皮毛干枯，舌红而干，脉虚数。

治法：滋阴清热，生津润肺。

代表方：麦门冬汤合清燥救肺汤加减。

前方润肺生津，降逆下气，用于咳嗽气逆，咽喉干燥不利，咳痰黏浊不爽；后方养阴润肺，清金降火，用于阴虚燥火内盛，干咳痰少，咽痒气逆。

参考用药：麦冬、天冬、百合、鳖甲、玉竹、沙参、龟板、生地、知母、地骨皮、元参。

2. 肺中虚冷证

证候：咳吐涎沫，不渴，短气不足以息，头眩，神疲乏力，食少，形寒，小便数，或遗尿，舌质淡，脉虚弱。

治法：温肺益气，生津润肺。

代表方：甘草干姜汤或生姜甘草汤加减。

前方辛甘合用，甘以滋液，辛以散寒；后方补脾助肺，益气生津。

参考用药：甘草、人参、黄芪、白术、大枣、山药、党参、干姜。

3. 痰瘀阻络证

证候：咳吐浊唾涎沫，量少或无，面色晦黯，口唇发绀，伴短气不足以息、遇劳加重、神疲乏力，或心胸憋闷，或身热盗汗，或形寒肢冷，舌有瘀斑瘀点，舌下络脉曲张，脉涩。

治法：祛痰活血，补肺通络。

代表方：补阳还五汤合生脉饮加减。

前方益气活血通络，后方益气复脉、养阴生津，可酌加半夏、贝母、瓜蒌等化痰之品。

参考用药：丹参、川芎、当归、桔梗、杏仁、贝母、半夏、瓜蒌、麦冬、五味子、人参。

第七节　治疗发微

一、化痰瘀，调气血

张介宾《景岳全书》有言："凡病之为虚为实、为寒为热，至其变态，莫可名状。欲求其本，则止一气字足以尽之。盖气有不调之处，即病本所在之处也""所以病之生也，不离乎气；而医之治病也，亦不离乎气。但所贵者，在知气之虚实，及气所从生耳"。故"气"病是疾病发生发展的始动环节，在诊疗的整个过程中，要注意"辨气""调气"。

《内经》言"百病生于气"，后世医家多所承袭，然医家多论人身之气，略谈天地之气。《素问·宝命全形论》曰："人以天地之气生，四时之法成"，人乃天地气交之产物，其气机气场，必受五运六气之影响，故"气病百病生"之"气病"亦含天地气机失常之义，天地气变，人身受之，天人不合，疾病生之。肺主气，司呼吸，肺痿不用，人身之气受损，天人之气亦不足，在"辨气""调气"的过程中，不仅要辨人气之寒热虚实、病位病势，亦要辨天地气之升降出入太过、不及，从而天人同治，调气以利起痿废。

明·李梴《医学入门》谓："人知百病生于气，而不知血为百病之胎也"，肺痿病程缠绵，仅调气，难为全功，盖肺痿不用，一则无以激发血液生化，津血不足，肺失濡养，加重肺痿病情；二则诸邪波及血分，易与有形之血相互搏结，久则成瘀致痰，痰瘀入络，与热毒等邪兼夹，进一步耗散气津，并阻滞正气来复。故肺痿的治疗，当以调气血以助生机，化痰瘀以去陈废。

二、以络论治

络脉是指经络和血脉中纵行径直部分的各级分支。其中，分布于体表的络脉称为阳络；循行于人体分肉之里，或布散于脏腑，成为相应脏腑组织结构的有机组成部分的络脉称为阴络。二者均为络脉的组成部分，相互连接，没有绝对的界限，但阳络偏于表、偏于外，阴络偏于里、偏于内，二者均以相应的脏腑为依托，并成为脏腑功能实现的主要结构基础之一。阴络、阳络是根据络脉的空间结构划分，气络、血络则是根据络脉的生理功能界定，阴阳之中可分气血，气血之内可划阴阳，即阴络（或阳络）之中也有气络、血络之分，气络（或血络）之中亦有阴络、阳络之别。肺络，作为络脉系统的一部分，狭义上属于阴络，即叶天士《临证指南医案》所言："阴络乃脏腑隶下之络"，广义肺络则指肺经和肺系血脉、气管的各级分支及其附属结构，包括现代医学的肺循环，气管、各级支气管、肺泡，肺经分布范围的皮肤、黏膜等，及依附上述结构的神经、内分泌、免疫调节系统等。肺的生理功能和生理特性多以肺络为中介，濡养肺叶的气血亦多以肺络为通道，肺络失调，则影响肺之气津正常生化布达，肺叶失用失养而痿。而肺痿日久，痰瘀阻于络脉，此时，滋阴、祛痰、化瘀之法尚欠周全，因络腔中痰瘀难去，络脉内痰瘀更难去，必需佐入通络之品，否则肺络功能不复，不仅痰瘀生成不断，且药物及人体气血津液等正气难以络脉为介祛邪，影响肺痿转归。临床常用通络药物主要分为四类，即辛味通络药，如细辛、桂枝、麝香、桃仁等；虫类通络药，如全蝎、水蛭、蜈蚣、地龙等；藤类通络药，如雷公藤、络石藤、鸡血藤等；络虚通补药，如鹿茸、麦冬、鹿角胶等。

第八节　专病论治

本节讨论特发性肺纤维化。

临床上，某些慢性肺实质性病变，尤其是特发性肺纤维化（IPF），可表现为肺痿的临床特征，2011 年 IPF 循证医学最新诊治指南显示，至今尚无肯定有效的 IPF 治疗药物，而中医辨证论治，在 IPF 的药物治疗方面具有一定特色和优势。故系统研究 IPF 的辨证论治规律具有相当的现实意义。

一、病名归属

众学者根据 IPF 的临床表现、发病机制、病势转归等特点，从不同角度对 IPF 的中医病名归属做了相关论述，总结而言，主要将其归属于中医"咳嗽""喘证""咳喘""短气""痰饮""肺痹""肺胀""肺痿"等范畴，但随着研究的深入，单纯临床表象的简单归类而不能概括 IPF 病因、病机及转归特点的命名方式，如"咳嗽""短气""喘证"等，逐渐被学者所扬弃，能够反映 IPF 发病机制的命名方式则受到更多的关注，其中，尤以"肺痿""肺痹"论为最多。如晁恩祥[1]指出，临床上，肺纤维化绝不是简单的咳喘，而是以咳吐涎沫、气短为主症的慢性虚损性难治病，预后不佳，中西医治疗难度都很大，认为以"肺痿"命名能够体现上述特点，最为恰当；廖远芬[2]则通过肺泡炎症、免疫细胞分泌介质及风湿病发病机制三者之间的相关性分析，认为本病应归属中医"肺痹"范畴；赵勤萍[3]提出不同意见，认为虽然"肺痹"能在一定程度上反映本病气虚血瘀、络脉不通的特点，但与其主证相差甚远，故归属于"肺痿"为妥，且"肺痿"能够形象地描述肺纤维化"肺体积缩小"的病理表现；朱玉龙[4]亦认为，肺纤维化呈慢性进行性加重，与中医认识肺痿多咳不愈、渐进加重的慢性衰弱性疾病一致，应以"肺痿"命名为妥；武维屏[5]等认为，根据本病发病机制，归属中医"肺痹""肺痿"范畴均可，其中，"肺痿"体现了 IPF"肺叶痿弱不用"的本虚特点，"肺痹"总结了其"痰瘀痹阻肺络"的邪实性质；还有持分期命名论者，认为 IPF 急性发作期以"肺痹"命名为宜，缓解期则以"肺痿"命名为佳。故目前来讲，将 IPF 归属于中医"肺痿"范畴，受到绝大多数学者的赞同。

二、病因病机

对于 IPF 的发病原因，众学者论述相对统一，主要分外因、内因两端，外因包括外感六淫、环境毒、粉尘等，内因主要是正气亏虚。而对其病机的认识，各家不尽相同，总以本虚标实立论，但本虚、标实具体所指及其病机阐释角度有异。从气血津液角度认识者，多认为肺痿以气阴亏虚为本、痰浊瘀血为标。但这种病机阐释没有明确病位，故有学者将气血津液辨证与脏腑辨证相结合，认为肺痿以肺脾肾之气阴亏虚为本、痰瘀夹邪（寒、热、湿、毒等）为标。近来，在络病理论指导下，学者又将肺络病变考虑进去，认为肺痿以络虚不荣为本、痰瘀夹邪阻络为标。还有学者认为，IPF当分期论机，早期以标实为主、后期以本虚为重。总之，众医家对 IPF 病机的认识经历了从气血津液角度阐发到与脏腑定位相结合论述，从病位的单纯"肺脏论"到兼顾"肺络论""脾肾论",从简单的"本虚标实"概言到气虚、阴虚、阳虚、络虚、痰、热、瘀、毒等的具体化,从单一病机阐述到分期论病机探索的过程。

三、辨病辨证论治

(一)辨病

IPF 诊断标准:

(1)排除其他已知病因的间质性肺疾病(ILD),例如家庭或职业环境暴露、结缔组织疾病或药物等;

(2)未行外科肺活检的患者,高分辨率 CT(HRCT)呈现 UIP 型表现;

(3)接受外科肺活检的患者,HRCT 和肺活检组织病理学结果符合特定的组合。

(二)辨证

1. 肺热络瘀证

证候:气逆喘促,干咳无痰,口干咽燥,形体消瘦,皮毛干枯,或咳吐浊唾涎沫,痰黄,或高热喘息,舌有瘀斑瘀点,舌下络脉曲张,脉涩。

治法:清热养阴,活血通络。

方药:清金化痰汤加水蛭、地龙、橘络等,药用桑白皮、黄芩、瓜蒌实、桔梗、橘络、麦冬、水蛭、地龙、甘草等。

2. 肺虚络瘀证

证候:干咳,或咳吐少量浊唾涎沫,短气不足以息,遇劳加重,神疲乏力,潮热盗汗,面色晦黯,口唇发绀,舌有瘀斑瘀点,舌下络脉曲张,脉涩。

治法:益气养阴,活血通络。

方药:生脉饮合补阳还五汤加减,药用黄芪、当归、川芎、麦冬、沙参、熟地等。

第九节　预防与调护

一、预防

1. 保持有效通风、定时定期消毒、保持适宜的湿温度、净化空气、勤换衣被、清洁口腔等以减少或避免感受外邪和环境毒的机会。

2. 利用药物、针灸、饮食、体育锻炼等各种措施养生保健。

3. 积极处理原发病及药物、毒物、误治损伤,补充因此而消耗的津液气血等物质以扭转肺津气耗伤的程度。

二、调护

1. 本病病程缠绵,应做好患者的心理工作,注意其情绪变化,让患者保持信心、耐心,配合治疗。

2. 病室空气应清新,可放置仙人掌等盆景以净化空气,保持适宜的湿、温度,避免大声喧哗等。提醒患者保持合适的体位,如高枕卧位或半坐卧位,根据情况,通过叩背、雾化吸入稀释痰液及促进排痰,指导患者进行有效的呼吸锻炼,注意饮食,定时排便,可运用针灸、推拿、食疗等中医特色疗法改善症状。

第十节 临床科研思路

一、回顾性研究

"肺痿"作为慢性复杂性疾病之一,其治疗依然是临床研究的重点和难点。利用多种数理统计方法,全面、系统、科学的整理、分析、总结肺痿的临床辨证论治规律,仍将是肺痿研究的重要着眼点,也是其临床前瞻性研究的基础。可利用数据挖掘中的聚类分析、关联分析等方法,结合古籍文献检索和数据库技术,分析肺痿辨证论治规律的变化过程,总结肺痿有效治疗的方法和方药。

二、前瞻性研究

在回顾性研究的基础上,对肺痿的辨证论治规律进行前瞻性调查设计,制定肺痿证治要素相关的调查问卷并进行相关调查,采用聚类分析、关联规则、决策树、复杂网络、构成比等方法,对调查的相关信息进行数据分析和处理,探索肺痿的证候要素、证候特征、证候演变规律及辨证论治规律等。

结合回顾性研究和前瞻性研究的结果,创制肺痿治疗的方药,并进行临床试验和动物实验以评价其疗效、探索其疗效机制。

第十一节 医案选读及文献摘要

一、医案选读

【医案一】

胡某,男,4岁,1984年11月15日出诊。近一年多来,患儿几乎每晚遗尿，白天则口吐涎沫不停，服中西药物均无效。余观其面色萎黄，舌淡，苔白润，脉沉细。此乃肺痿证，投与甘草干姜汤加味。处方：炙甘草 6g，干姜、茯苓、白术、半夏各 5g，服 2 剂后遗尿止，口吐涎沫大减。服 4 剂后病获痊愈。随访至今，未再复发。［汤水福. 经方验案 3 则. 新中医，1995，（10）：13.］

【医案二】

刘某，男，60 岁，2006 年 5 月 23 日入院。咳嗽，咳吐白色涎沫 2 个月。刻诊：咳嗽夜甚。咳吐涎沫色白，胸闷而无喘，无汗，纳可，口不渴，大小便正常，形体消瘦，舌淡红，苔薄白，脉虚缓。胸部 CT 显示右肺下叶、左肺上叶舌段及左肺下叶血管支气管束增多紊乱，模糊，周围毛玻璃样变，以肺野外围为著；高分辨率扫描见网络状改变，并见走行僵直的纤维索条状影；右肺下叶、左肺上叶舌段及左肺下叶间质性肺炎。既往有 2 型糖尿病病史 11 年。诊断为弥漫性肺间质纤维化。辨证为肺气亏虚，体质为阴虚。投炙甘草汤，药用：炙甘草、阿胶各 12g，党参 15g，桂枝 6g，麻仁、麦冬各 9g，生地 30g，生姜 5 片，大枣 3 枚。每日 1 剂，水煎服。连服 30 余剂，咳嗽大为好转。复查胸部 CT 显示：右肺中叶、左肺上叶舌段及双肺下叶基底段可见胸膜下区分布为主的斑片状毛玻璃影，病情明显好转而出院。［支开叶. 炙甘草汤临床新用 3 则. 山西中医，2007，23（4）：65.］

二、文献摘要

《医门法律·肺痿肺痈门》："肺痿者，其积渐已非一日，其寒热不止一端，总由肾中津液不输于肺，肺失所养，转枯转燥，然后成之……《金匮》治法，非不彰明，然混在肺痈一门，况难解其精义。大要缓而图之，生胃津，润肺燥，下逆气，开积痰，止浊唾，补真气以通肺小之管，散火热以复肺之清肃。""凡肺痿病，多不渴，以其不渴，漫然不用生津之药，任其肺日枯燥，医之罪也。以其不渴，恣胆用燥热之药，势必熇熇不救，罪加等也。""凡治肺痿病，淹淹不振……故行峻法，大驱涎沫，图速效，反速毙，医之罪也。"

《临证指南医案·肺痿门》："肺痿一症，概属津枯液燥，多由汗下伤正所致。夫痿者，萎也，如草木之萎而不荣，为津亡而气竭也。然致痿之因非止一端。《金匮》云：或从汗出，或从呕吐，或从消渴，小便利数，或从便难，又被快药下利，重亡津液，故令肺热干痿也。肺热干痿，则清肃之令不行，水精四布失度。脾气虽散，津液上归于肺，而肺不但不能自滋其干，亦不能内洒陈于六腑，外输精于皮毛也，其津液留贮胸中，得热煎熬，变为涎沫，侵肺作咳，唾之不已。故干者自干，唾者自唾，愈唾愈干，痿病成矣。《金匮》治法，贵得其精意。大意生胃津，润肺燥，补真气，以通肺之小管，清火热，以复肺之清肃。故《外台》用炙甘草汤，在于益肺气之虚，润肺金之燥。《千金》用甘草汤及生姜甘草汤，用参、甘以生津化热，姜、枣以宣上焦之气，胸中之阳不滞，而阴火自息也。及观先生之治肺痿，每用甘缓理虚，或宗仲景甘药理胃，虚则补母之义，可谓得仲景心法矣。"

参 考 文 献

［1］陈燕，王辛秋，晁恩祥. 晁恩祥个体化治疗肺间质纤维化的思路与经验［J］. 天津中医药，2012，29（5）：423-426.

［2］廖远芬. 肺纤维化中医病名探讨［J］. 辽宁中医药大学学报，2003，5（3）：225.

［3］赵勤萍. 肺间质纤维化中医证治探讨［C］//中华中医药学会全国内科疑难病辨治规律学术研讨会. 2004：34-35.

［4］朱玉龙，徐卫方. 中医对"肺间质纤维化"的认识［J］. 河南中医，2005（12）.

［5］武维屏，任传云. 肺间质纤维化中医辨治思路［C］//第十一次全国中医内科肺系病学术交流大会. 2004.